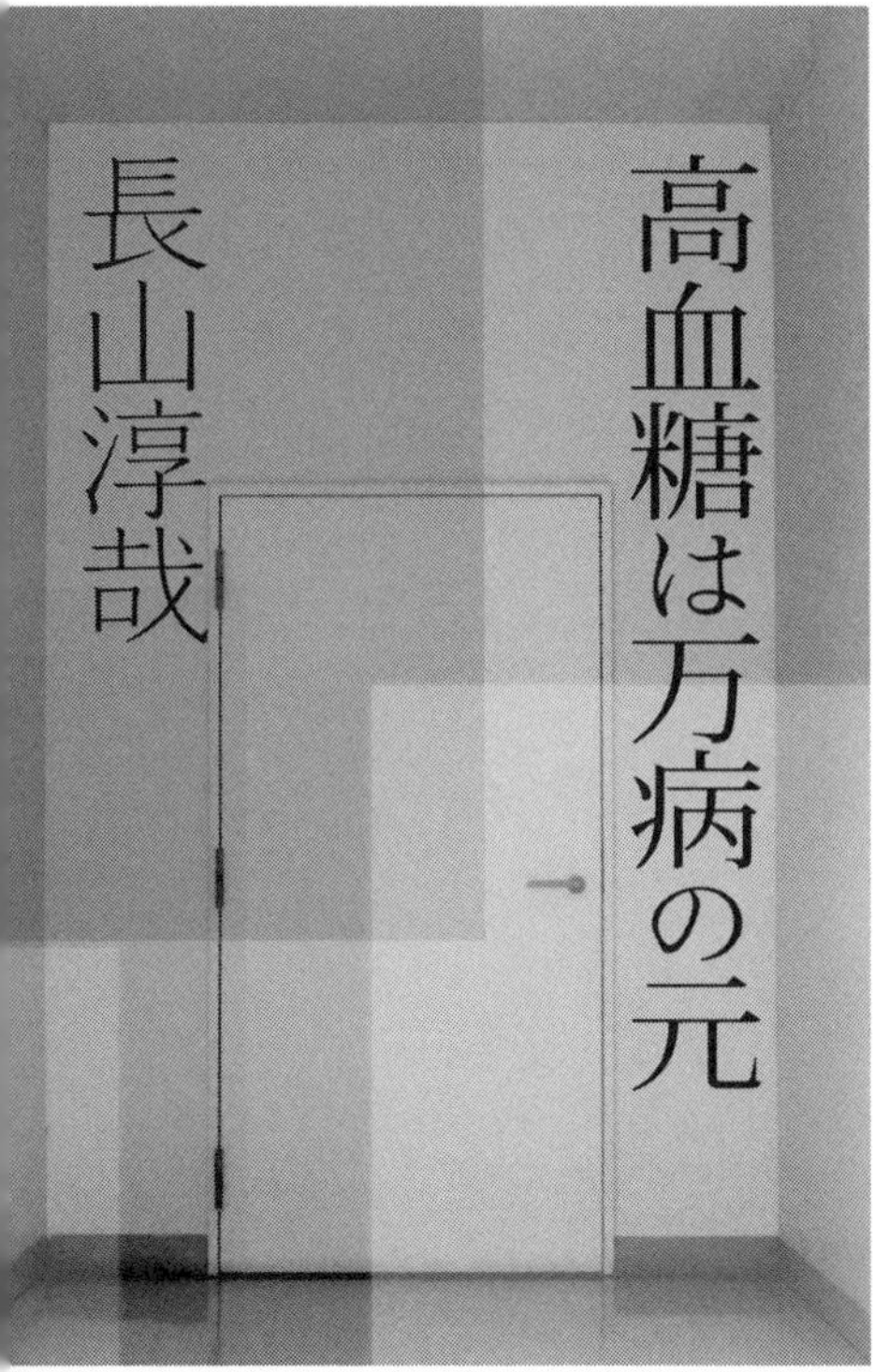

高血糖は万病の元

長山淳哉

緑風出版

目次

高血糖は万病の元

緒言

私は自身の血糖値の高いのは分かっていた。しかし、当時は、それに対処する科学的方法を知らなかった。そのために釈然としない、悶々とした日々を過ごした。

ある日、その方法が分かってから、私は本格的に血糖値のコントロールに取り組んだ。本書には、その具体的な経過が第一章と第三章で詳細に綴られている。

糖尿病には様々な疾患が合併する。第二章には、糖尿病の重要な合併症である癌、心疾患、脳血管疾患、認知症について、それら疾患の発症メカニズムと発症の危険因子を解説し、糖尿病における、それら疾患の発症リスクの上昇についてまとめた。

高血糖や糖尿病が問題になる場合には、必ずインスリン抵抗性とか、インスリン感受性、それに隠れ肥満などという言葉が出てくる。しかし、それらの言葉の意味を科学的に理解している人はどのくらいいるのだろうか。私にはよく分からなかった。

それらの言葉の意味を正確に理解するには、高血糖と糖尿病も科学的に理解せねばならない。そのために、第四章では分子レベルから細胞レベル、さらに組織・臓器レベルへと順次視点を変えて、できるだけ分かりやすく、基礎事項を解説した。

第四章を受けて、第五章でインスリン抵抗性やインスリン感受性の問題、それから高血糖や糖尿病の状態を科学的に説明した。

糖尿病では、必ずと言っていいほど動脈硬化が合併する。第六章では、動脈硬化に至るメカニズムを解説するとともに、糖尿病患者に特徴的な血管障害の形態とそれに関連する危険因子について説明した。

以上のような種々の、極めて重要な生活習慣病のリスク上昇の原因となる高血糖と糖尿病に対して、日常の食生活を通じて、あまり無理をしないで、それらを予防するとともに、その改善・治療にチャレンジした顚末を報告したのが本書だ。

尚、難しいと考えられる事柄については巻末に解説したので、関心のある読者は参考にして欲しい。


古来より、中国には上医、中医、下医という言葉がある。

上医は未だ病まざる者を治し、中医は病まんとする者を治し、下医はすでに病みたる者を治すとある。

未だ病まざる者というのは、病気でない健康な人を意味し、疾病の予防が最も重要であると主張する。病まんとする者というのは、病気に罹りそうな人だから、早期発見・早期治療の大切さを訴えている。すでに病みたる者というのは病人だから、下医は臨床医を意味する。

勿論、病人の治療は極めて重要だ。しかし、病気の予防はそれにもまして、はるかに重要という考えが、この言葉の意味だ。

さらに、中国には医食同源という言葉もある。

高血糖と糖尿病はまさに食習慣に起因する健康障害であり、この言葉の意味そのものだ。つまり、国民病と言われる糖尿病は、現在の我が国の三大栄養素からの総摂取エネルギーと摂取エネルギー比率に問題を提起しているとも言える。

この視点より、「結語」で、総摂取エネルギーの問題点を指摘するとともに、糖尿病を予防し、改善・治療するための議論のきっかけとするために、私がベストと考える三大栄養素からの摂取エネルギー比率を提案した。

第一章　高血糖への挑戦　パートⅠ

私は二〇一二年三月に定年退職するまで、九州大学大学院医学研究院保健学部門で准教授として公衆衛生学を担当していた。その後、三年間、福岡工業大学環境研究所の客員研究員だったが、その頃から時々、原因不明の疲労感に襲われた。

福岡での生活は大学院修了後二年間の米国留学を除いても、四〇年以上になる。しかし、夏でもスカッとした快晴の空にお目に掛かれない裏日本特有の空模様と分厚いオブラートに包まれたような陽光に、私は違和感を覚え続けていた。その感覚は冬には尚更だった。

降り注ぐ陽光と紺碧の空、それに岩肌に激しく打ち寄せる波濤。それらは郷里が高知の私の原風景だった。だから私にとって、その違和感は当然だったのかもしれない。

気分転換という視点もあって、二〇一六年五月、福岡での生活に区切りをつけ、帰郷した。高知市の西のはずれに、四〇年以上前に親父の建てた家があったので、それを解体して新築した。

思い出の中の紺碧の空と降り注ぐ陽光には及ばないが、半世紀も経てば仕方がないのかもしれない。それでも青い空と陽光、太平洋の荒波に満足した。

それに何より食べ物が美味しい。そのような環境で育った食材は一味も二味もちがっていた。

帰郷後二年目の二〇一八年三月下旬、私は高知市から案内のあった特定健康診断を近くのクリニックで受けた。結果はヘモグロビンＡ１ｃ値が七・〇％だった。九州大学在職中の検査では六％を少々オーバーする程度だったと思う。

ヘモグロビンＡ１ｃというのは赤血球の血色素であるヘモグロビンの一種、ヘモグロビンＡ１

表I－1　ヘモグロビンA1ｃ値と糖尿病三大合併症との関係

ヘモグロビンA1ｃ値（％）	健康障害
5.3以下	正常値
5.4～5.9	この状態を放置すると、数年以内に6.0～6.9％になる。
6.0～6.9	この状態を放置すると、数年以内に7.0～7.9％になる。糖尿病合併症の少ないグループだが、検査を続ける必要がある。
7.0～7.9	この状態を放置すると、多くの人が8.0％以上になる。合併症も少しずつ進行するので、放置してはいけない。
8.0以上	合併症が進行しやすい状態。8.4％以上の状態が続くと、5年程度で両脚が痺れ、足の感覚が麻痺し、痛みが酷くなる。7～10年で視力が低下し、失明もする。10～15年ほどで腎不全となり、人工透析が必要になる。

にブドウ糖が非酵素的に結合したタイプで、ヘモグロビンA1の大部分を占める。

赤血球の寿命から過去一～二カ月間の平均血糖値を反映すると考えられていて、検査値はヘモグロビン全体に対するヘモグロビンA1cの割合を表す。

二〇一二年四月以降、ヘモグロビンA1c値には国際基準が採用された。それまでの国内基準は国際基準よりも〇・四％ほど低値だった。だから九州大学在職中の私の検査値は国際基準値では、六・五％に相当するレベルであったと考えられる。

ヘモグロビンA1c値は高血糖や糖尿病を考える際の重要な指標だ。その意味合いは表I‐1にも示しているように、次のようになる。

食後の血糖値にまったく異常のない人は五・三％以下と言われている。

五・四～五・九％の状態を放置しておくと、数年以内に六・〇～六・九％になる可能性が高い。

六・〇〜六・九％の状態を放置しておくと、多くの人が数年以内に七・〇〜七・九％になる。糖尿病合併症の危険性は少ないグループと考えられているが、油断をしないで検査を続ける必要がある。

七・〇〜七・九％の状態を放置していると、多くの人が八・〇％以上になる。数値の高い人ほど糖尿病悪化の確率が高いし、合併症も少しずつ進行する。この状態を放置しておくのは絶対によくない。

八・〇％以上は合併症が進行しやすい状態。八・四％以上の状態が続いていると、五年程度で両脚の痺れが始まり、足の感覚が麻痺し、痛みが酷くなる。七〜一〇年で視力が低下し、最悪の場合、失明する。一〇〜一五年程度で腎不全となり、人工透析が必要になる。

糖尿病の合併症はこれだけではない。第二章で解説するが、心筋梗塞や脳梗塞、それに癌や認知症のリスクも高くなる。

以上のように、高血糖や糖尿病に対しては早期に対処せねばならない。ヘモグロビンA1c値の高い状態を続けるのはよくないという認識のもと、食事や生活習慣に配慮する必要がある。

九州大学在職中から、私のヘモグロビンA1c値が高めであるのは分かっていた。だが糖尿病専門医を受診する気はなかった。

それは当時の日本糖尿病学会が推奨する糖尿病の食事療法、つまりカロリー制限をした高糖質食（糖質六〇％、脂質二〇％、たんぱく質二〇％）では糖尿病は治療できないだけでなく、むしろ悪化する事実が久山町研究によって証明されていたからだ。

久山町というのは福岡市の東に隣接する人口九〇〇〇人ほどの町。一九六一年より九州大学二内科による町民の健康調査が町ぐるみで行われており、その成果は久山町研究として、国内外の学術誌に多数発表されている。

私がここで取り上げるのはその中の一つ、二〇〇七年の『分子脳血管病』第六巻一号一九〜二四ページの論文に紹介されている研究だ。

一九八八年〜二〇〇二年にかけて四〇歳〜七九歳の久山町の住民を対象として糖尿病の有病率調査が行われた。調査の目的は食事指導と運動療法による糖尿病発症の予防だ。この時、採用されたのが前記の日本糖尿病学会推奨の食事療法だった。

一四年間の努力にも拘らず、糖尿病の確定診断のついた人が男性で一五・〇％から二三・六％に増え、女性でも九・九％から一三・四％に上昇した。

さらに空腹時血糖値が一二六㎎／dℓ未満で七五g経口ブドウ糖負荷試験二時間値が一四〇〜一九九㎎／dℓの耐糖能障害と空腹時血糖値が一一〇〜一二五㎎／dℓで七五g経口ブドウ糖負荷試験二時間値が一四〇㎎／dℓ未満の空腹時血糖異常の人を加えると、男性は四二・二％から五九・九％に上昇し、女性でも三三・六％が四一・三％になった。

つまり久山町では四〇歳〜七九歳の男性の約六割と女性の四割以上が糖尿病とその予備軍になってしまったのだ。

適度な運動療法が糖尿病患者とその予備軍を増やすとは考えらない。その原因は日本糖尿病学会推奨のカロリー制限をした高糖質食以外にはない。

今になって考えてみると、然もありなんと思う。しかし当時はそこまでの確信はなかった。それでも自分なりに適度の運動を始めた。

自宅では腹筋運動やスクワット、それから三kgのダンベルとエキスパンダーを使った運動だ。さらに近くの公園で屈伸運動をした後、三〇分から一時間弱のウオーキングとジョギング。

運動は高知に帰省後も続けた。それでも二〇一八年三月下旬に測定したヘモグロビンＡ１ｃ値は七・〇%だった。さすがにヤバいと思ったが、これまでの運動を続ける以外、対処法が思いつかないまま時間だけが過ぎた。

そうこうする中に時々、体の芯が重くなるような、これまでに経験のない疲労感を覚えるようになった。また酷い首や肩のコリも起きた。

これらの症状の原因として高血糖と糖尿病を考えたが、依然として対処法は分からない。

糖尿病の治療は食事からのカロリーと糖質の摂取制限、それに適度の運動が一般的だ。

高知に帰省後の私の運動は一日置きに近くの公園までジョギングと早歩きで行き、そこでストレッチ体操をしている。トータルで一時間ほどだ。

それに加えて、毎日、三種類のスクワットを計二四〇回、腕立て伏せ計二四回、腹筋運動計八〇回、それにダンベルやエキスパンダーを使った運動も行っている。

それを見て、ワイフは少しやり過ぎではないかと笑う。

カロリー摂取量は食べたものから、ある程度計算できる。糖尿病の最大の原因は高血糖だから、糖質の摂取量を知る必要がある。そこで食前・食後それから空腹時血糖値を測定するために、テルモの簡易血糖測定器メディセーフフィットを購入した。

空腹時血糖値の参考基準値は七〇～一〇九mg／dℓだが、幾度測定しても一dℓ当り一〇〇mg以下にならない。いつも一〇〇～一二〇mgだ。食後三〇分値と一時間値は二〇〇mgを超えるし、二時間値も一五〇mgを超える。明らかな高血糖だ。

血糖値に影響するのは食物からの糖質。そこでまず、米飯の摂取量を減らした。

それまで一六〇gほどの米飯を食べていたので、半分の八〇gにして血糖値を測定した。すると食後三〇分でも一時間でも血糖値は一dℓ当り二〇〇mgを超えない。二時間後には一五〇mg以下になった。

測定を繰り返すうちに、摂取カロリーは食後の血糖値に殆ど影響しない事実も分かった。つまり食後の血糖値に影響するのは米飯やパンそれに野菜や肉などに含まれる糖質であって、カロリーではない。

これはあまりにも当然の事実だが、それまで食後血糖値への摂取カロリーの影響を知るすべのなかった私には、いつもこの問題に正面から向き合えないもどかしさがあった。つまり自信の持てる対処法が分からなかった。

しかしメディセーフフィットで血糖値を測定するようになってから、血糖値をコントロールできるようになった。これまで分からなかった高血糖や糖尿病に対処する具体的な方法が見つかった。溜飲の下がる思いがした。

冬場には、我が家では主に三種類の鍋をよく食べる。ちゃんこ鍋とキムチ鍋、それに寄せ鍋だ。これらの鍋をいくら食べても、最後の締めのうどんやチャンポン、それから雑炊の摂取量を八〇gに抑えれば、食後の血糖値は一dℓ当り一五〇mgを超えない。

空腹時血糖値は一dℓ当り一〇〇mg以下で、食後血糖値は一四〇mg以下がベストなのだろうが、私の場合、それらの基準値はとてもクリヤーできない。

メディセーフフィットの取扱説明書に空腹時血糖の中レベルが一dℓ当り八〇～一二九mgで、食後血糖の中レベルは八〇～一七九mgとある。これらの基準値なら何とかクリヤーできる可能性がある。

二〇一九年二月初旬から私は米飯や麺類、それにパンなどの摂取量だけを八〇g程度に抑え、その他の料理は自由に食べたいだけ食べる生活を始めた。と言っても、糖質が含まれていそうな食物の摂取は極力少なくした。

このような食生活を三月下旬に特定健康診断を受けるまで続けた。

前回、つまり二〇一八年三月二六日の私の体重と身長は六五・一kgと一七一・七cmだった。だからBMIは二二・一になる。腹囲が九三cmだったので、メタボリックシンドロームの基準値では、これだけがオーバーしていた。

すでにお話ししたように、ヘモグロビンＡ１ｃ値は七・〇％だった。それまで糖質もたんぱく質も脂質も好きなだけ食べていたのに、ヘモグロビンＡ１ｃ値が七・〇％だったのは適度の運動をしていたお陰かもしれない。

二〇一九年度健康診断の結果

二〇一九年三月二六日、私は自分なりに考えた中等度（？）の糖質制限を一カ月半ほど続けた後、再び特定健康診断を受けた。

身長は一七一・七㎝で昨年と同じだったが、体重が五九・〇㎏で、昨年より六・一㎏減少していた。それでＢＭＩは二〇・〇になる。腹囲は七八㎝で、一五㎝も短くなっていた。これで完全にメタボではなくなった。むしろ痩身だ。

欧米に比べると、我が国では私のような痩身の糖尿病患者、いわゆる隠れ肥満型糖尿病患者が肥満体の患者よりも多いようだ。その理由については「第二章　糖尿病の合併症としての癌、心疾患、脳血管疾患、認知症」で説明する。

肝心のヘモグロビンＡ１ｃ値は六・六％で、昨年よりも〇・四％下がっていた。

我が国の六五歳～八九歳の糖尿病患者を対象とした糖尿病の合併症に関する大規模臨床研究の結果によれば、高血糖は脳卒中の危険因子であり、ヘモグロビンＡ１ｃ値と脳卒中発症にはＪ字型カーブの関係があった。

すなわち、ヘモグロビンＡ１ｃ値が七・二％より低値であっても八・八％より高値であっても、七・三〜八・七％の患者よりも脳卒中頻度が高かった。

血糖値が低くても脳卒中発症リスクが上昇する理由として、低血糖による心血管の自律神経の異常や不整脈などにより血栓のできやすくなる可能性が指摘されている。

この結果から、高齢糖尿病患者については、あまり厳格な血糖管理は有用でなく、ヘモグロビンＡ１ｃ値は七・五％前後を推奨している。

七二歳という私の年齢からすれば、ヘモグロビンＡ１ｃ値六・六％は問題ないのかもしれない。しかしストイックな私は満足できない。やっと高血糖に対処する方法が見つかったのだから、もう少し頑張りたい。

二〇二〇年三月下旬、帰郷後、三回目の特定健診を受けた。勿論、食事療法と運動療法は続けている。今回の健診結果については第三章で実際に摂取した食事の写真と血糖値の経時的変化を併せて、詳しくお話しする。

糖質制限食を食べるようになってから、体の芯が重くなるような疲労感も首と肩の頑固なコリも解消し、気分も爽快になった。高血糖は私の様々な自覚症状の原因になっていたのだと実感した。

第二章　糖尿病の合併症としての癌、心疾患、脳血管疾患、認知症

日本糖尿病学会「糖尿病の死因に関する委員会」は過去四回、糖尿病患者の死因調査を行っている。一回目は一九七一年〜一九八〇年、二回目が一九八一年〜一九九〇年、三回目が一九九一年〜二〇〇〇年、四回目が二〇〇一年〜二〇一〇年だ。

これらの調査により、日本人糖尿病患者の死因と死亡時年齢の時代的変遷が分かる。まず、死因に関する情報（表Ⅱ‐1参照）からお話しする。

四回目の調査で特徴的だったのは、血管障害（慢性腎不全、虚血性心疾患、脳血管障害）による死亡比率の顕著な減少だ。

一回目が四一・五％、二回目が三九・三％で死因の一位、三回目が二六・八％で二位だったのが、四回目は一四・九％に減少し、三位になった。

ちなみに一回目と二回目の死因二位は二五・三％と二九・二％の悪性新生物、三位は感染症で九・二％と一〇・二％。三回目は一位が三四・一％の悪性新生物で、三位が一四・三％の感染症。四回目の一位は三八・三％の悪性新生物、二位が一七・〇％の感染症。

このように糖尿病患者の悪性新生物と感染症による死亡比率は増加しているのに、血管障害による死亡比率は減少している。

しかも一回目から三回目までの一般日本人の血管障害による死亡比率はそれぞれ三一・七％、二四・六％、二二・七％で、糖尿病患者のほうが高かった。しかし四回目では一般日本人の死亡比率一八・八％よりも低くなった。

表Ⅱ-1　日本人糖尿病患者と一般日本人における死因比率（%）の比較

	1971～1980年		1981～1990年		1991～2000年		2001～2010年	
死因	一般	糖尿病	一般	糖尿病	一般	糖尿病	一般	糖尿病
血管障害	31.7	41.5	24.6	39.3	22.7	26.8	18.8	14.9
慢性腎不全	1.0	12.8	2.0	11.2	1.8	6.8	2.0	3.5
虚血性心疾患	6.6	12.3	6.4	14.6	7.3	10.2	6.5	4.8
脳血管障害	24.1	16.4	16.2	13.5	13.6	9.8	10.3	6.6
悪性新生物	21.6	25.3	25.9	29.2	31.0	34.1	29.5	38.3
肺臓	−	−	−	−	5.6	5.3	5.8	7.0
肝臓	−	−	−	−	3.5	8.6	2.7	6.0
膵臓	−	−	−	−	2.0	4.8	2.3	5.7
感染症	6.2	9.2	8.4	10.2	9.2	14.3	12.1	17.0
その他	40.5	24.1	41.3	21.3	37.1	24.8	39.6	29.8

この原因として、糖尿病患者の薬剤による血中脂質管理および高血圧管理が厳格になり、血糖値を含めた集約的な糖尿病管理が行われている効果、さらには冠動脈ＣＴなどによるスクリーニングの普及なども考えられる。

糖尿病患者の死因一位の悪性新生物では、増加傾向にある肺癌が最も多くて七・〇％だが、一般日本人の一・二倍に過ぎない。二位は減少傾向にある肝癌六・〇％で、一般日本人の二・二倍。増加傾向にある三位の膵癌五・七％も一般日本人の二・五倍になっている。

このように糖尿病患者では肝癌や膵癌による死亡が多い。また、悪性新生物による死亡比率は五〇歳代および六〇歳代でそれぞれ四六・三％、四七・七％と高率であり、五〇歳以上の悪性新生物による死亡者は悪性新生物による死亡者全体の九七・四％を占めている。

四回目の調査で糖尿病患者の死因二位になった感染症は糖尿病患者でも一般日本人でも増加傾向にあるが、死亡比率では常に糖尿病患者のほうが一・五倍ほど高い。

感染症の中では肺炎による死亡比率が最も高くて一一・六％だが、年代が上がるほど高率になり、七〇歳以降では二〇・〇％になる。肺炎による死亡者は感染症による死亡者全体の六八・四％で、七〇歳以降の死亡者が全体の八〇・七％を占める。

この結果は高齢糖尿病患者の増加に伴う肺炎の増加を示しているが、我が国の場合、認知症を死因として記載する習慣がないために、認知症の終末期としての肺炎を死因として記載している可能性がある。

そうであれば、肺炎の増加ではなく、糖尿病の新たな合併症として注目されている認知症の増加を反映した結果とも考えられる。

次は死亡時年齢だ。これまでの調査で得られた平均死亡時年齢を一回目から四回目までを性別に列記すると、次のようになる。

男性では、それぞれ六三・一歳、六六・五歳、六八・〇歳、七一・四歳であり、次第に死亡時年齢が高くなっており、一回目に比べて四回目の平均死亡時年齢は八・三歳延びた。

女性でも男性と同様、六四・九歳、六八・四歳、七一・六歳、七五・一歳と次第に高くなっており、四回目の平均死亡時年齢は一回目よりも一〇・二歳延びている。

平均死亡時年齢を平均寿命と比較するのは科学的ではないかもしれない。しかし一般日本人の平均死亡時年齢に関するデータがないので、平均寿命と比較すると、次のようになる。

これまでの調査で、糖尿病患者の平均死亡時年齢が平均寿命よりも短いというのは分かっているが、その差は次第に縮まっている。

たとえば男性の場合、一回目の一〇・三歳から四回目の八・二歳へ、女性では一回目の一三・九歳から四回目の一一・二歳になっている。それでも糖尿病患者の寿命は一般日本人よりも男性で約八歳、女性で約一一歳短い。

一回目の調査が行われてから三〇年が経過し、平均死亡時年齢が男性では八・三歳延び、女性では一〇・二歳延びた。これは糖尿病管理と治療法の進歩・改善が糖尿病患者の生命予後の改善につながったからであろう。

今後の継続した努力により、糖尿病患者の生命予後をさらに改善し、平均死亡時年齢を日本人の平均寿命と同じにせねばならない。

以上のような糖尿病患者の死因と死亡時年齢を念頭に、糖尿病の合併症を考察する。

癌

従来から糖尿病と癌罹患リスクとの関連が注目されている。二〇一〇年、米国糖尿病学会と米国癌学会は合同で、糖尿病と癌との関連に関する報告書を発表した。

この報告書では糖尿病と癌罹患あるいは癌予後との関係、糖尿病と癌に共通する危険因子、糖尿病と癌とを結ぶ分子機構、糖尿病治療が癌リスクや癌予後に及ぼす影響などについて多面的に論じ、九つの要約と推奨事項にまとめた。その主要事項を次に示す。

(1) Ⅱ型糖尿病は肝臓癌、膵臓癌、子宮内膜癌、大腸癌、乳癌、膀胱癌などのリスク増加に関連する。一方、前立腺癌のリスク減少に関連する。

(2) 健康的な食事、運動、体重コントロールはⅡ型糖尿病および幾つかの癌罹患リスクを減少し、予後を改善するので推奨する。

(3) 医療者は糖尿病患者に対し、性別・年齢に応じて、癌スクリーニング検査の適切な受診を推奨する。

(4) 幾つかの糖尿病治療薬と癌罹患リスクとの関連が報告されているが、糖尿病治療薬の選択に際し、現時点では癌罹患リスクを主要な検討事項とするべきではない。

このような状況を踏まえ、糖尿病および癌患者が年々増加しつつある我が国においても、日本糖尿病学会と日本癌学会の専門家による合同委員会が設立された。

二〇一一年一〇月一七日以降、計五回の合同委員会が開催され、糖尿病と癌罹患リスク、糖尿病と癌に共通の危険因子の疫学的評価などについて論議された。ここでの議論の結果は、すでに述べた米国の報告とほぼ同様だった。

我が国の研究を紹介する。それは国内では最大規模の多目的コホート（ＪＰＨＣ）研究で、糖尿病診断の有無とその後の癌罹患リスクの関係を調べている。その結果を表Ⅱ－２に示す。

糖尿病患者の全癌罹患の相対リスクは男性が一・二七、女性は一・二一であり、非糖尿病者よ

表Ⅱ-2　日本人糖尿病患者の癌罹患リスク

癌種	相対リスク	
	男性	女性
全癌	1.27 *	1.21
胃癌	1.23	1.61 *
大腸癌	1.36 *	−
肝臓癌	2.24 *	1.94 *
膵臓癌	1.85 *	−
腎臓癌	1.92 *	−
子宮内膜癌	−	1.68
卵巣癌	−	2.42

*：非糖尿病者の癌罹患リスクと比較して、統計学的有意差あり

りも男性は一・二七倍、女性は一・二一倍、何らかの癌に罹患するリスクが高い。

男性糖尿病患者の癌種別相対リスクは大腸癌：一・三六、肝臓癌：二・二四、膵臓癌：一・八五、腎臓癌：一・九二で、男性非糖尿病者よりもそれぞれの癌に一・三六倍、二・二四倍、一・八五倍、一・九二倍、罹りやすい。

統計学的に明確ではなかったが、胃癌の相対リスクは一・二三で、男性糖尿病患者は男性非糖尿病者よりも一・二三倍、胃癌に罹りやすい傾向が示された。

女性糖尿病患者の癌種別相対リスクは胃癌：一・六一、肝臓癌：一・九四で、女性非糖尿病者よりもそれぞれの癌に一・六一倍、一・九四倍、罹りやすかった。

また、統計学的に明確ではなかったが、子宮内膜癌と卵巣癌の相対リスクはそれぞれ一・六八と二・四二で、糖尿病患者は非糖尿病者よりもそれぞれの癌に一・六八倍、二・四二倍、罹りやすい傾向が認められた。

糖尿病の病態に伴う癌罹患リスクの上昇因子とメカニズム

糖尿病患者における癌罹患リスクの上昇因子として、糖尿病の病態に伴う高血糖や第五章で説明するインスリンの効き具合が悪くなるインスリン抵抗性、高インスリン血症それから肥満が考えられている。

高血糖はミトコンドリアにおけるブドウ糖酸化の過負荷などを介して、いずれも第五章で説明するミトコンドリアストレスと酸化ストレスを亢進する。つまり高血糖→細胞ストレスの増加→DNAの修飾・変異→癌の発生増加、というスキームが考えられる。

インスリン抵抗性はⅡ型糖尿病を特徴づける病態の一つであり、高インスリン血症の原因となる。肥満に伴い、脂肪組織では遊離脂肪酸や腫瘍壊死因子アルファが産生され、アディポネクチンの分泌が低下し、インスリン抵抗性が進む。

代償性に生ずる高インスリン血症はインスリン様増殖因子結合たんぱく質の産生を下げ、インスリン様増殖因子の濃度を高める。高濃度になったインスリンとインスリン様増殖因子のシグナルは種々の臓器で、それぞれの受容体を介して細胞内に伝達される。伝達されたシグナルにより、細胞内で細胞増殖の誘導、遺伝子レベルでプログラムされた細胞死であるアポトーシスの抑制など癌の発生・進行につながる変化が生じる。

多くのⅡ型糖尿病は肥満を伴うが、肥満では脂肪組織に慢性炎症が生じている。肥満により脂肪組織に炎症が惹起されるメカニズムは十分に解明されていないが、高血糖による酸化ストレスや、やはり第五章で説明する小胞体ストレスは炎症を憎悪させる方向に作用する。

一方、逆に炎症がこれらの細胞ストレスを悪化させるので、慢性炎症と細胞ストレスは相互に憎悪し合う悪循環を形成している可能性がある。

癌に関しても、その発生母体に慢性炎症の関与が示唆されており、インターロイキン－6や腫瘍壊死因子アルファなどの起炎物質による刺激で産生され、炎症反応を増幅・持続させる炎症性サイトカイン、サイトカイン遺伝子の転写を制御する核因子－カッパBなどの経路とのかかわりを含め、多角的な視点からメカニズムの解明が進んでいる。

糖尿病に付随して生ずる臓器の慢性炎症も炎症性サイトカインや核因子－カッパBなどの経路を介して、発癌に関与している可能性がある。

糖尿病と癌に共通する危険因子の疫学的評価

Ⅱ型糖尿病と癌に共通の危険因子として、国際的には加齢、男性、肥満、低身体活動、不適切な食事、過剰飲酒や喫煙が挙げられている。

我が国でも、糖尿病有病率、癌罹患率はともに年齢とともに増加し、男性は女性と比較して糖尿病有病者割合も癌罹患率も高いので、加齢と男性はⅡ型糖尿病と癌に共通の危険因子と考えられている。

前記の共通危険因子のうち、コントロール可能な危険因子は肥満、身体活動量、食事、飲酒と喫煙だ。

肥満はⅡ型糖尿病の重要な危険因子であり、フランスのリヨンにある国際癌研究機関の報告では、肥満は食道、大腸、膵臓、閉経後乳房、子宮内膜、腎臓の癌リスクを確実に上げると判定されている。

高い身体活動と大腸癌、閉経後の乳癌、子宮内膜癌のリスク低下との関連性が複数の疫学研究で報告されている。身体活動の増加とⅡ型糖尿病のリスク低下との関連性もまた複数の疫学研究で示されている。

食事に関しては、牛、豚、羊などの脂肪分の少ない赤身肉の部位やハム、ベーコン、ソーセージなどの加工肉の摂取が少ないほど、また野菜、果物、全粒粉などの摂取が多いほど癌のリスクが低い。同様に、肉の摂取が少なく、野菜、果物、全粒粉や食物繊維の多い食事は血液中のインスリン濃度に対応して発揮されるべき臓器のブドウ糖処理能力すなわち、インスリン感受性を改善し、Ⅱ型糖尿病の予防に効果がある。

喫煙は肺癌のみならず、喉頭や上部消化器、肝臓、膵臓、子宮頸部、腎臓、膀胱の癌に対して発癌性があり、Ⅱ型糖尿病の発症リスク上昇とも関連している。

アルコールは中等度の摂取でも癌の発症リスク上昇と関連しており、国際癌研究機関の報告では口腔、咽頭、喉頭、食道、大腸、肝臓、乳房について発癌性ありと評価されている。

糖尿病では、大量のアルコール摂取はⅡ型糖尿病のリスクを高めるかもしれないが、中等度のアルコール摂取の場合、Ⅱ型糖尿病リスクの低下を示唆する複数の疫学研究がある。

心疾患と脳血管疾患

心不全と糖代謝異常には双方向性の憎悪関係がある。たとえば六〇歳以上で糖尿病が強く疑われる人の二〇・五％に心疾患があり、糖尿病でない人の心疾患有病率一二・三％に比べ、約二倍高い。

慢性心不全の大規模臨床研究の結果では、慢性心不全を呈する患者における糖尿病有病率は約三〇％で、一般検診受診者の有病率五％よりも六倍も高い。また冠動脈疾患患者では約六割に血糖値が正常状態より高い耐糖能障害を含む糖尿病状態が併存する。

このように、糖尿病と虚血性および非虚血性心不全は互いに深く関連している。しかし国と地域の疾病構造は人種や社会環境によって大きく異なり、疾患名が同一であっても病態が同じとは言えない。それはⅡ型糖尿病でも例外ではない。

糖尿病患者の心血管疾患の発症頻度や危険因子について日本人と欧米人、それぞれのコホート研究を比較すると、年齢や血糖コントロール状態、血清脂質などは非常に近似しているにもかかわらず、肥満度の著明な差が見られる。

一般に、肥満度は体重（kg）を身長（m）の二乗で除した体容積指数、いわゆるBMIで示される。普通体重はＢＭＩ一八・五〜二五未満で、一八・五未満が痩せ、二五以上が肥満だ。

欧米の糖尿病患者は一般欧米人のＢＭＩが平均値で約二四であるのに対して、約二九でかなり肥満している。ところが日本人糖尿病患者のＢＭＩは約二三で、一般の日本人とそれほどちがわない。日本人糖尿病患者に隠れ肥満が多いと言われるのは、このためだ。

この原因として考えられるのは、正常耐糖能の段階で日本人は元々、欧米人と比較して、インスリン分泌能が低いという特徴だ。

欧米人は正常耐糖能から糖尿病になるにしたがって、急激にインスリン抵抗性が高まり、高インスリン血症になる。すると高濃度のインスリンにより組織へのブドウ糖の取り込みが増加する一方、体内に中性脂肪が蓄積し、肥満の原因になる。

インスリンが別名、肥満ホルモンと言われる所以だ。

しかし、日本人では正常耐糖能から糖尿病になるにしたがって、インスリン抵抗性の増加よりも、元々低いインスリンの分泌能がさらに低下する。そのために肥満には至らない。結果として、我が国では隠れ肥満型糖尿病患者が多くなる。

このような知見より、我が国の糖尿病の病態を把握し、予防するためには日本人糖尿病患者における研究・調査が必要になる。

とは言え、ここではまず、糖尿病がもたらす冠動脈疾患の危険性についてフィンランドで行われた研究の結果を紹介する。この研究ではⅡ型糖尿病患者と非糖尿病者合わせて約二四〇〇人を七年間追跡調査し、その間の心筋梗塞発症率を比較している。

心筋梗塞既往のある非糖尿病者と心筋梗塞既往のない糖尿病患者での心筋梗塞発症率はそれぞれ一八・八％と二〇・二％であり、ほぼ同程度の発症率だった。ちなみに心筋梗塞既往のない非糖尿病者の心筋梗塞発症率は三・五％で、かなり低い。

この結果は心筋梗塞既往のない糖尿病患者の血管は心筋梗塞既往のある非糖尿病者の血管と同程度のダメージを受けており、それだけ心筋梗塞発症リスクの高い状態にあると言える。

糖尿病合併症のうち網膜症や神経障害、腎障害などの細小血管障害は糖尿病発症後に発症し、進行する。

ところが、冠動脈疾患や脳血管障害などの大血管障害は糖尿病の発症前、つまり食後高血糖を呈するのみの軽度の耐糖能障害の段階でも進行する。それだけに、早期からのより厳格な血糖管理が必要になる。

心筋梗塞既往のある糖尿病患者の心筋梗塞再発症率は四五・〇％で、心筋梗塞既往のある非糖尿病者と心筋梗塞既往のない糖尿病患者での心筋梗塞発症率の二倍以上だった。糖尿病は心筋梗塞の大きな危険因子と言える。

次に、国内でのコホート研究の結果についてお話しする。一つは九州大学が一九六一年より福岡県久山町で実施している、いわゆる久山町研究。もう一つは一九九六年にスタートした日本人糖尿病患者を対象とする大規模臨床研究「日本糖尿病合併症研究（ＪＤＣＳ）」だ。

これらの研究では疾病の発症率を算出するのに人年という単位を用いている。これは疫学調査で使用される観察人数と観察年数とを組み合わせた単位で、たとえば一〇〇人を一〇年間観察しても一〇〇〇人を一年間観察しても、一〇〇〇人年で同じ値になる。

ここでまず紹介するのは久山町研究。一九八八年に経口ブドウ糖負荷試験を受けた四〇歳〜七九歳の集団の中で、脳卒中（脳梗塞・脳出血）と心筋梗塞の既往者を除いた二四二四人を五年間追跡調査した。

その結果、Ⅱ型糖尿病患者の虚血性心疾患（心筋梗塞・狭心症）と脳卒中の一〇〇〇人年当りの発症率はそれぞれ五・〇と六・五だった。正常耐糖能者の虚血性心疾患と脳卒中の一〇〇〇人年当りの発症率はそれぞれ一・六と一・九だったので、Ⅱ型糖尿病患者のほうが明らかに高率と言える。

次は日本糖尿病合併症研究（ＪＤＣＳ）。この研究では全国の大学病院を中心として糖尿病専門医療機関五九施設に通院中の平均年齢五九歳、平均罹病期間一一年の患者、二〇〇〇名強を追跡調査している。

研究開始後九年間の調査では、虚血性心疾患と脳卒中の一〇〇〇人年当りの発症率はそれぞれ九・六と七・六で、虚血性心疾患のほうが脳卒中よりも高い。

ところが、約一二年前の久山町研究の結果では、虚血性心疾患と脳卒中の発症率はそれぞれ五・〇と六・五で、脳卒中のほうが高かった。

我が国の場合、一九五一年〜一九八〇年まで死因第一位は脳血管疾患で、当時は脳血管疾患の発症率、死亡率はとても高かった。しかし一九七〇年をピークに脳血管疾患による死亡率は減少に転じ、一九八一年には第二位に、一九八五年には第三位になる。

二〇一一年、脳血管疾患が死因第三位を肺炎に譲るまで、一九八五年から二〇一〇年までの死因順位第一位は悪性新生物、第二位心疾患、第三位脳血管疾患だった。

脳血管疾患による死亡率の高かった頃は炭水化物の摂取がとても多くて、動物性脂肪の摂取が非常に少なかった。このような食習慣が長く続くと、血管が薄くなり、弱くなる。

一方、その頃は電気冷蔵庫がなく、食物の保存に食塩を使用していたので、食品からの食塩の摂取が多く、血圧は高くなる傾向にあった。

脳の血管が薄くなり、血圧が高くなると、脳内出血を発症しやすい。脳内出血は死に直結する。当時、脳血管疾患による死亡が多かったのはこのためだ。

その後、炭水化物の摂取が減少し、動物性脂肪の摂取は増加した。すると今度は動脈硬化が進行する。電気冷蔵庫の普及により、食品からの食塩の摂取は減っても、動脈硬化のために血液の流れが障害され、やはり高血圧になる。

すると脳梗塞や心筋梗塞の発症が増えるが、心筋梗塞のほうが死に直結する。次第に心筋梗塞による死亡が増え、やがて脳梗塞による死亡よりも多くなる。

当時から欧米の国々では心疾患による死亡が多くて、脳血管疾患による死亡はとても少なかった。しかし、我が国では欧米の状況とは逆で、脳血管疾患による死亡が多く、心疾患による死亡は少なかった。

ところが、食習慣の欧米化に伴って、死因も欧米の状況に近づき、心疾患による死亡が増え、脳血管疾患による死亡が減った。その状況が久山町研究と日本糖尿病合併症研究（ＪＤＣＳ）における脳血管疾患と心疾患の発症率の逆転にも反映されたと考えられる。

日本糖尿病合併症研究（ＪＤＣＳ）五年次報告では、日本人糖尿病患者の大血管合併症発症のリスクファクターを検討し、次の結果が得られた。

大血管合併症全体では男性：年齢、ヘモグロビンＡ１ｃ、収縮期血圧。女性：ウエスト／ヒップ比、ヘモグロビンＡ１ｃ、収縮期血圧。

虚血性心疾患では男性：年齢、低密度リポたんぱく質コレステロール（ＬＤＬあるいは悪玉コレステロール）。女性：低密度リポたんぱく質コレステロール、罹病期間。

脳血管疾患では男性でのみ収縮期血圧。

このように虚血性心疾患では低密度リポたんぱく質コレステロール、脳血管疾患では血圧の関与が注目される。

これらのリスクファクターについて危険度を推定すると、次のようになる。

血糖コントロールについては、ヘモグロビンＡ１ｃ六・五％未満の糖尿病患者の大血管合併症全体の発症を基準にすると、ヘモグロビンＡ１ｃ八・五％以上の糖尿病患者の発症は二・五倍になる。

低密度リポたんぱく質コレステロールについては、一〇〇mg／dℓ未満の糖尿病患者の虚血性心疾患発症を基準にすると、一六〇mg／dℓ以上の糖尿病患者の発症は三・七倍になる。

血圧のコントロールについては、収縮期血圧一三〇mmHg未満の糖尿病患者の脳血管疾患発症を基準にすると、一五〇mmHg以上の糖尿病患者の発症は二・五倍に達する。

したがって日本人糖尿病患者においても、大血管合併症の予防には血糖のコントロールとともに脂質や血圧のコントロールも重要と考えられる。

ところで、この章の冒頭で、お話しした日本糖尿病学会「糖尿病の死因に関する委員会報告」では、虚血性心疾患と脳血管疾患を含む血管障害の死亡割合が調査の度に低下し、二〇〇一年～二〇一〇年の調査では顕著に減少していた。

日本人糖尿病患者の虚血性心疾患と脳血管疾患の発症率は高くなっているのに、これらの疾患による死亡比率が低下しているという研究結果を不思議に思われる読者がいるかもしれない。最後に、この研究結果について少し説明しておく。

九州大学の久山町研究では糖尿病あるいは耐糖能障害は動脈硬化性疾患による死亡も高めると考えて検討したが、糖尿病あるいは耐糖能障害による動脈硬化性疾患の発症の場合ほど明確な関係は認められなかった。そこでさらに詳細に検討した。

糖尿病は悪性新生物のリスクファクターでもあるが、一九六〇年代には耐糖能障害と悪性新生物による死亡には何の関係も認められなかった。

ところが、一九七〇年代では、耐糖能障害グループの悪性新生物による死亡率が耐糖能障害のないグループよりも二倍ほど高くなり、以後、耐糖能障害グループの悪性新生物による死亡率はさらに高くなる傾向にあった。

これらの研究結果から、一九七〇年代より耐糖能障害あるいは糖尿病が悪性新生物による死亡率を高めるようになったと考えられた。このような時代的変化の原因として、疫学分野で言う競合リスクという現象が起こった可能性がある。

競合リスクとは、一つの原因が二つ以上の結果をもたらす場合、たとえば喫煙は肺癌のリスクを高めると同時に虚血性心疾患のリスクも高める場合などだが、その原因と一つの結果との関係が強いと、他の結果が隠れて見えなくなってしまう現象だ。

この現象が糖尿病という原因と悪性新生物や虚血性心疾患あるいは脳血管疾患による死亡という結果の間で起こったと考えれば、矛盾なく説明できる。

一九六〇年代には、高血圧の治療がほとんど普及していなかった。そのために糖尿病と高血圧が合併しやすく、糖尿病患者の多くが比較的若いうちに虚血性心疾患や脳血管疾患により死亡した。したがって、この時には悪性新生物による死亡が隠されていた。

一九七〇年代以後、高血圧治療法が普及し始め、高血圧を合併した糖尿病患者も高血圧の治療を受けるようになり、虚血性心疾患や脳血管疾患による死亡が減少する。さらに糖尿病の治療技術も進歩し、糖尿病患者の寿命も延びる。

するとそれまで隠れて、見えていなかった糖尿病患者の悪性新生物による死亡が顕在化し、悪性新生物による死亡が時代とともに増加、明確になる。一方、それまで見えていた虚血性心疾患や脳血管疾患による死亡が次第に減少し、隠れてしまった。

このように考えれば、近年の日本人糖尿病患者における血管障害による死亡比率の減少と悪性新生物による死亡比率の増加が矛盾なく説明できるだろう。

認知症

認知症は「記憶障害のほかに失語、失行、失認、実行機能の障害がひとつ以上加わり、その結果、社会生活あるいは職業上、明らかな支障をきたし、かつての能力レベルの明白な低下が見られる状態」と定義されている。

平成二九年度高齢者白書によると、我が国の二〇一二年における認知症患者は約四六〇万人で、高齢者人口の一五％だった。それが二〇二五年には五人に一人、つまり高齢者人口の二〇％が認知症になるという推計もある。

認知症の原因は様々だが、認知症の原疾患として五割から七割を占めるとされるアルツハイマー病を筆頭に、その成因は未だに十分解明されておらず、根本的な治療法も確立されていない。

たとえばアルツハイマー病の場合、世界には二五〇〇万人の患者がいて、毎年、四六〇万人の新たな患者が発症している。その前段階である軽度認知機能障害を含めると、患者数は六〇〇〇万人に上ると考えられている。

診断法や治療法の開発は二十一世紀の医学界に課せられた急務と言える。

福岡県久山町の町民は年齢・職業構成および栄養摂取状況が、我が国の平均的レベルにあるので、町民は日本人の標準的なサンプル集団と考えられる。

ここではまず、九州大学が一九六一年に久山町の町民を対象として始めた、いわゆる久山町研究の中で、認知症と糖尿病に関する研究結果についてお話しする。

認知症の疫学研究は一九八五年、六五歳以上の全高齢住民を対象とした有病率調査から始まった。その後、一九九二年、一九九八年、二〇〇五年、二〇一二年にも同様の調査が実施された。

さらに、この有病率調査を受診した住民を追跡調査し、非認知症例からの認知症の発症率や発症に影響する危険因子および認知症発症の予防因子を調査するとともに、有病率の時代的変化を調べた。

このような経緯により、久山町研究では認知症発症の危険因子と予防因子についても研究されている。今後の認知症の重要性に鑑み、ここでは認知症発症の危険因子と予防因子についても説明する。

表Ⅱ-3　九州大学久山町研究における認知症有病率の時代的変化

	有病率（%）				
	1985年	1992年	1998年	2005年	2012年
全認知症	6.7	5.7	7.1	12.5	17.9
血管性認知症	2.4	1.9	1.7	3.3	3.0
アルツハイマー病	1.4	1.8	3.4	6.1	12.3

久山町における認知症有病率の時代的変化を表Ⅱ‐3に示す。

全認知症の有病率は一九八五年の六・七%から一九九二年には五・七%と一時低下したものの、一九九八年の七・一%、二〇〇五年の一二・五%、二〇一二年の一七・九%と一貫して上昇した。この調子で増加すれば、最近では、高齢者の五人に一人以上が認知症を有すると推定される。

性と人口の高齢化を調整しても、全認知症有病率は同様の上昇傾向を示すので、認知症を発症する町民は久山町の人口の高齢化を超えて増えていると言える。

認知症の有病率を病型別にみると、脳梗塞のような虚血性脳血管障害が原因で発症する血管性認知症は一九八五年：二・四%、一九九二年：一・九%、一九九八年：一・七%、二〇〇五年：三・三%、二〇一二年：三・〇%となっており、一九八五年よりも一時期低下したが、最近はやや高くなっている。

アルツハイマー病は一九八五年：一・四%、一九九二年：一・八%、一九九八年：三・四%、二〇〇五年：六・一%、二〇一二年：一二・三%で、調査期間中の継続した上昇傾向を示した。

血管性認知症とアルツハイマー病の有病率における上昇傾向にも、性と人口の高齢化を調整しても変わりがなかった。特にアルツハイマー病の有病率上昇は人口の高齢化を超えて、顕著に認められた。

認知症有病率の時代的上昇には、認知症の発症に影響する危険因子の時代的変化が関与していると考えられる。そこで認知症発症の危険因子の時代的変化を調査した。

動脈硬化の最大の危険因子である高血圧の頻度の時代的変化を調べると、男女とも大きな変化はなかった。しかし時代とともに、男女とも降圧薬服用者の割合が増え、それに伴い高血圧者の平均血圧値が大幅に低下していた。

すなわち高血圧治療の普及により、高血圧者の血圧レベルが低下し、脳血管疾患の発症予防に一定の効果をもたらしたと考えられた。

一方、肥満、糖尿病と境界型に匹敵する糖代謝異常および高コレステロール血症の頻度は時代とともに、男女とも急増していた。

つまり時代とともに肥満、糖代謝異常、脂質異常症といった代謝性疾患が急増し、それらが高血圧治療による予防効果を凌駕して、認知症発症の増加に影響した可能性がある。

認知症の危険因子

〈高血圧〉

中年期（五〇歳～六四歳）と老年期（六五歳～七九歳）の両方の健診を受診した町民について、追跡開始時の血圧レベルでグループに分け、血管性認知症とアルツハイマー病発症のリスクを調べた。

その結果、老年期血圧が八〇／一二〇㎜Hg未満の正常血圧群に比べ、九〇～九九／一四〇～一五九㎜HgのステージⅠ高血圧群とそれ以上のステージⅡ高血圧群で、血管性認知症の発症が血圧レベルに応じて上昇した。

そこで、中年期血圧と血管性認知症発症との関連を調べると、中年期血圧レベルの上昇とともに血管性認知症の発症が直線的に増加し、そのリスクの高まりは老年期血圧レベルの上昇よりも急峻だった。

しかし、中年期および老年期の血圧レベルの上昇とアルツハイマー病発症の間には、何の関連も認められなかった。

ここでさらに、中年期から老年期の血圧レベルの変化と認知症発症の関連を調べた。この時、九〇㎜Hg／一四〇㎜Hg未満の血圧を標準血圧とし、九〇㎜Hg／一四〇㎜Hg以上の血圧を高血圧とした。

血管性認知症の発症は中年期と老年期の両時期とも標準血圧であった群を基準にすると、老年期のみ高血圧であった群は三・三倍、中年期のみ高血圧であった群は五・三倍、中年期および老年期ともに高血圧であった群は四・七倍と、いずれも発症が高まった。

一方、中年期から老年期の血圧レベルの変化とアルツハイマー病発症の間には関連性がなかった。

表Ⅱ-4　耐糖能レベル（WHO基準）別にみた病型別認知症の発症率

	発症率（対1000人年）	
耐糖能レベル	血管性認知症	アルツハイマー病
正常	5.1	8.6
空腹時血糖異常	7.1	6.6
耐糖能障害	7.8 *	11.7
糖尿病	8.7 *	14.2 *

*：正常群に対して統計学的有意差あり

以上の結果より、老年期のみならず、中年期の高血圧も老年期における血管性認知症発症の危険因子であり、中年期からの厳しい高血圧管理が将来の血管性認知症発症予防に極めて重要と考えられた。

〈糖尿病〉

近年、欧米の調査において、糖尿病と認知症の関連が注目されている。そこで健診で経口ブドウ糖負荷試験を受け、認知症既往歴のない六〇歳以上の久山町住民を一五年間追跡し、耐糖能レベルと認知症発症の関連性を検討した。

耐糖能レベルは正常、空腹時血糖異常、耐糖能障害、糖尿病に分類した。結果を表Ⅱ・4に示す。

血管性認知症の一〇〇〇人年当りの発症率は正常群、空腹時血糖異常群、耐糖能障害群、糖尿病群の順にそれぞれ五・一、七・一、七・八、八・七であり、耐糖能レベルの悪化に応じて、一貫した上昇傾向を示した。また、アルツハイマー病の一〇〇〇人年当りの発症率は正常群、空腹時血糖異常群、耐糖能障害群、糖尿病群の順にそれぞれ八・六、六・六、一一・七、一四・二と変化した。

ここで不思議なのは正常群でのアルツハイマー病発症率八・六が血管

表Ⅱ-5　血糖レベル別にみた病型別認知症発症の比較

血糖レベル（mg/dl）	血管性認知症	アルツハイマー病
空腹時血糖レベル		
≦99	1.0	1.0
100～109	1.2	1.1
110～125	1.5	1.0
≧126	1.0	1.4
糖負荷後2時間血糖レベル		
≦119	1.0	1.0
120～139	1.1	1.5
140～199	1.4	1.9*
≧200	2.7*	3.4*

いずれの研究でも、血糖レベルの最も低いグループに対する発症比
*：血糖レベル119 mg/dl以下群に対して統計学的有意差あり

性認知症発症における糖尿病群での発症率八・七に匹敵するほど高率という結果だ。この結果は耐糖能が正常であっても、アルツハイマー病の発症を高めるのかという疑問を抱かせる。

この疑問はさておき、その後は空腹時血糖異常群での発症率が六・六に低下した後、耐糖能レベルの悪化に応じて、アルツハイマー病の発症率は急上昇する。

耐糖能障害群と糖尿病群での発症率はそれぞれ一一・七と一四・二で、正常群での発症率よりもかなり高い。空腹時血糖異常群で一時的な発症率の低下はあるものの、耐糖能レベルの悪化に応じて、アルツハイマー病の発症も上昇すると結論している。

この同じ集団で、空腹時血糖値が一dℓ当り一〇〇mg未満、一〇〇～一〇九mg、一一〇～一二五mg、一二六mg以上の四群に分け、認知症発症との関係を調べたが、空腹時血糖レベルと血管性認知症およびアルツハイマー病発症には何の関連性も認められなかった（表Ⅱ-5参照）。

一方、経口ブドウ糖負荷試験二時間後の血糖値が一dℓ当り一二〇mg未満、一二〇〜一三九mg、一四〇〜一九九mg、二〇〇mg以上の四群について認知症発症との関係を調べると、ブドウ糖負荷二時間後の血糖レベルの上昇とともに、認知症の発症リスクが直線的に高くなった。

具体的には、ブドウ糖負荷二時間後の血糖レベルが一dℓ当り一二〇mg未満の群を基準にすると、血糖レベル二〇〇mg以上の群の血管性認知症の発症は二・七倍になった。

また、アルツハイマー病の発症は耐糖能障害レベルである一四〇〜一九九mgの群で一・九倍、二〇〇mg以上の群では三・四倍に上昇した（表Ⅱ-5参照）。

糖尿病は脳動脈硬化の進展、糖毒性による酸化ストレスの増大や終末糖化産物の形成、さらにはインスリンシグナル伝達系の阻害など、様々な機序を介して血管性認知症およびアルツハイマー病の発症に影響すると考えられている。

ブドウ糖負荷二時間後血糖値は食後高血糖によって引き起こされる酸化ストレスやインスリン抵抗性のよい指標であり、動脈硬化と密接に関連している。この視点から、食後高血糖は血管性認知症やアルツハイマー病の発症にも重要な役割を演じている可能性が高い。

〈喫煙〉

近年、老年期の喫煙が認知症発症の危険因子であるという欧米の研究報告が散見される。しかし、中年期の喫煙と認知症発症の関連を調べた研究はほとんどなく、結論も得られていない。久山町研究ではこの関連性について検討した。

生涯にわたり非喫煙であった群を基準にすると、血管性認知症とアルツハイマー病の発症は中年期に喫煙し、老年期に禁煙した群ではそれぞれ一・九倍と一・六倍、また生涯にわたり喫煙した群ではそれぞれ二・八倍と二・〇倍高くなった。

生涯にわたり喫煙した群では、中年期のみ喫煙した群よりも明らかに血管性認知症とアルツハイマー病の発症が高い。つまり、長期にわたる喫煙は血管性認知症だけでなくアルツハイマー病発症の危険因子といえる。

高齢者であっても、禁煙により認知症のリスクは低下すると考えられる。

〈低血糖〉

久山町研究とは無関係だが、糖尿病における認知症の危険因子として、低血糖にも言及しておかねばならない。それは脳の最も重要なエネルギー源がブドウ糖だからだ。

糖尿病は高血糖が原因で発症するのに、低血糖がどうして問題になるのか、不思議に思われるかもしれない。少し説明しよう。

血糖値の変動は個人差が大きく、様々なタイプがある。ここで問題になるのが、高血糖と低血糖の変動幅が大きく、ジェットコースターのような上下変動をするタイプ。このタイプの人は糖尿病による合併症のリスクも高い。

血中ブドウ糖濃度が一dℓ当り五〇㎎以下になると、意識障害や錯乱などの低血糖症状が現れる。糖尿病による低血糖発作は神経細胞壊死による神経障害に直結する。実際、低血糖発作の既往のある糖尿病患者が認知症を発症するリスクは、既往歴のない糖尿病患者よりも一・五〜二倍高い。

認知症の危険因子と考えられがちな因子：脂質異常

血清総コレステロールレベルと認知症発症の関係を検討した欧米の研究では、ほとんどの研究において、血清総コレステロールレベルは認知症との関連性を示していない。しかし、日本人で研究されていないので、久山町研究では、この問題についても検討した。

これまで、六五歳以上の高齢者を七年間追跡調査したが、血清総コレステロールレベルは血管性認知症あるいはアルツハイマー病の発症と明らかな関連性を示さなかった。

また、高密度リポたんぱく質コレステロール（ＨＤＬあるいは善玉コレステロール）や中性脂肪と認知症発症の関連を調べた研究も極めて少なく、結論は得られていない。

脂質異常症は認知症の発症に関与しないのかもしれないが、今後、さらなる検討が必要だ。

認知症の予防因子

〈運動〉

余暇時あるいは仕事中の運動量の多い群は、運動量の少ない群と比較して、アルツハイマー病の発症が低下するという結果を久山町研究は世界に先駆けて報告した。その後、多くの研究で、この問題が追試され、運動は認知症の予防因子と認められている。

これまでの研究によれば、運動は血管性認知症およびアルツハイマー病の発症を三八％～四五％低下させるという結果が得られている。

今後は、最も効果的に認知症を予防するための運動の量と質を解明せねばならない。


〈食事性因子〉


近年、オリーブオイル、穀物、野菜、果物、ナッツ、豆、魚、鶏肉を中心とした食事に少量のワインという地中海式食事法が認知症、特にアルツハイマー病の発症を低下させるという研究結果が散見される。

しかし、食文化の異なる我が国に海外の食文化を持ち込むのは容易でない。そこで久山町研究では、我が国の高齢者における食事パターンと認知症発症の関係を調べた。

研究開始時の食事調査で、認知症の発症を抑える可能性のある食事パターンとして、大豆・大豆製品、緑黄色野菜、淡色野菜、藻類、牛乳・乳製品の摂取が多くて、ご飯の摂取の少ない食事傾向が明らかとなった。

また、この食事パターンには果物・果物ジュース、芋類、魚類と卵の摂取が多く、飲酒は少ないという傾向もあった。

これらの結果を表Ⅱ‐6にまとめた。

この食事パターンをスコア化し、追跡調査において、食事パターンスコアと認知症発症との関

表Ⅱ-6　認知症予防のための食事パターン

増やすとよい食品	減らすとよい食品
大豆・大豆製品	米
緑黄色野菜	酒
淡色野菜	
海藻類	
牛乳・乳製品	
果物・果物ジュース	
芋類	
魚類	
卵	

係を調べると、やはりこの食事パターン傾向の強い住民群ほど全認知症だけでなく、血管性認知症およびアルツハイマー病の発症低下が認められた。

この食事パターンスコアの最も高い住民群では、食事パターンスコアの最も低い住民群と比較して、全認知症の発症が四〇％低下していた。

減らすとよい食品となったご飯を単品で解析すると、その摂取量と認知症発症に関連性はなかった。この理由として、次の説明が考えられた。

一定の摂取カロリーの中で、主食としてのご飯の摂取量が多いほど、認知症の予防効果のある他の食品の摂取量が減ってしまい、栄養のバランスが崩れる。そのために、ご飯の摂取量を減らし、他の食品の摂取量を増やす食事パターンが表面化した。

一方、増やすとよいとなった食品と認知症発症との関連を調べると、牛乳・乳製品だけが摂取量の増加に伴い、血管性認知症およびアルツハイマー病の発症を低下させた。

牛乳・乳製品摂取の最も多い住民群では、牛乳・乳製品の摂取が最も少ない住民群と比較して、血管性認知症およびアルツハイマー病の発症が三〇%～四〇%少なかった。

牛乳・乳製品には、認知症発症との関連が指摘されている血漿ホモシステインを低下させるビタミンB_{12}やインスリン抵抗性を改善するラクトフェリンなどを含む乳漿たんぱく質だけでなく、認知症の発症を低下させるカルシウムやマグネシウムも含まれている。

ご飯に偏らない、野菜の豊富な日本食に牛乳・乳製品を加えた食事を心がけると、認知症のリスクを減らすのに有効であるだけでなく、糖尿病の予防にも効果的と考えられる。

従来、アルツハイマー病と血管性認知症は基本的に分離した概念であった。このために、加齢性に発症するアルツハイマー病は一次予防の対象と理解されてこなかった。

しかし、近年の研究により、生活習慣と加齢の影響はアルツハイマー病と血管性認知症のいずれに対しても促進的に作用すると考えられるようになった。

糖尿病は血管性認知症およびアルツハイマー病に対する危険因子であり、そのメカニズムは精力的に解明されつつある。現時点では中枢神経系におけるインスリン抵抗性、動脈硬化の進展、低血糖による神経障害などが複合的に影響していると考えられている。

こうした新しい知見の集積に伴い、アルツハイマー病と血管性認知症は共通の原因によって発症する連続した概念と見なされるようになりつつある。

また、大多数の高齢認知症患者はアルツハイマー病と血管性認知症の両方の病理を有し、その程度の差によって、便宜的にアルツハイマー病あるいは血管性認知症と分類されているに過ぎないとも言える。

さらに、アルツハイマー病や血管性認知症とは異なり、糖代謝異常が認知症の発症に深く関与する糖尿病性認知症という概念を提唱する専門家もいる。

糖尿病の関係する認知症はいずれの認知症であれ、多かれ少なかれ血管性因子が関与している。このタイプの認知症の進行防止を目的とする最も妥当な戦略は血管リスクに対する包括的な管理だが、具体的な血糖管理に関するエビデンスは乏しい。

第三章　高血糖への挑戦　パートⅡ

第一章でお話しした高血糖への挑戦の続編だ。

テルモの簡易血糖測定器メディセーフフィットで、食前・食後の血糖値を測定するようになってから、私の食生活への自信と安心感は飛躍的に増大した。それは高血糖への対処が科学的に可能になったからだが、それに気の付くのが遅すぎたという思いもある。

それまでに私の膵臓ランゲルハンス島のインスリンを分泌するベータ細胞は高血糖による糖毒性などのために、アポトーシスを起こし、かなり減少しているにちがいない。ベータ細胞はアポトーシスにより細胞死に至ると、再生しない。

私は日本人に特有の隠れ肥満型糖尿病患者だろうから、元々、インスリンの分泌が少なかった。その上に糖毒性などでベータ細胞が減少しておれば、ますますインスリンの分泌は少なくなっており、血糖値のコントロールは困難になっているだろう。

しかし、それでも私は諦めるわけにはいかない。二〇二〇年三月下旬には帰郷後、三回目の特定健康診断を受診する予定がある。その健診に向けて、私は自分なりの努力を続けねばならない。

二〇二〇年が明け、二月になった。その頃には、私の一日の食事内容はほぼ決まっていた。そんな或る日、私は朝、昼、晩の食事の写真を撮るとともに、血糖値の経時的変化も調べた。ここではまず、その食事の内容と血糖値の変化についてお話しする。

最初は朝食だ。その写真を図Ⅲ‐1に示す。

私は朝食の時、紅茶を飲みながら、まず小皿に盛った野菜サラダを食べ、それから卵一個と写

図Ⅲ -1　朝食

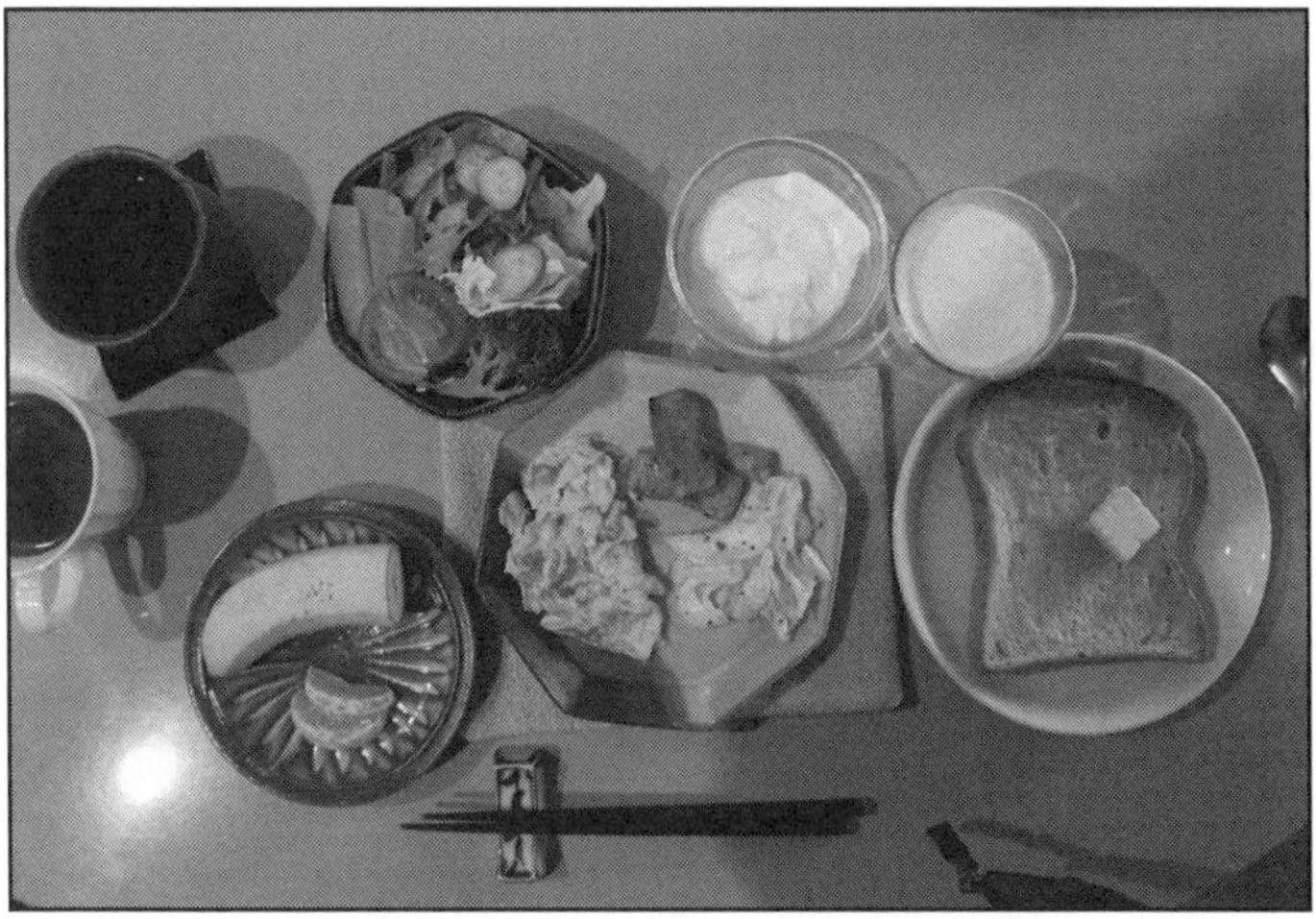

真に写っている程度のハムかソーセージあるいはベーコンを食べる。それが終わると、バターを塗った六〇〜七〇gの食パン一枚と一九〇㎖前後の牛乳を飲食する。

その後、小さなカップ八合目のヨーグルトとバナナ半本を食べ、少量の果物のあとコーヒーで終わる。

この時の食前血糖値は一㎗当り一一八㎎で、食後三〇分、一時間、二時間の血糖値はそれぞれ一五二㎎、一七二㎎、一三六㎎だった。以後、血糖値は血液一㎗当りの値。

朝食の場合、同様の食事内容で、六五g前後の食パン一枚だと、食後の血糖値はいつも二〇〇㎎を超えない。

この日の昼食の写真を図Ⅲ - 2に示す。この写真には写ってないが、バター一個と食パン一枚は朝食と同じ。

図Ⅲ -2　昼食

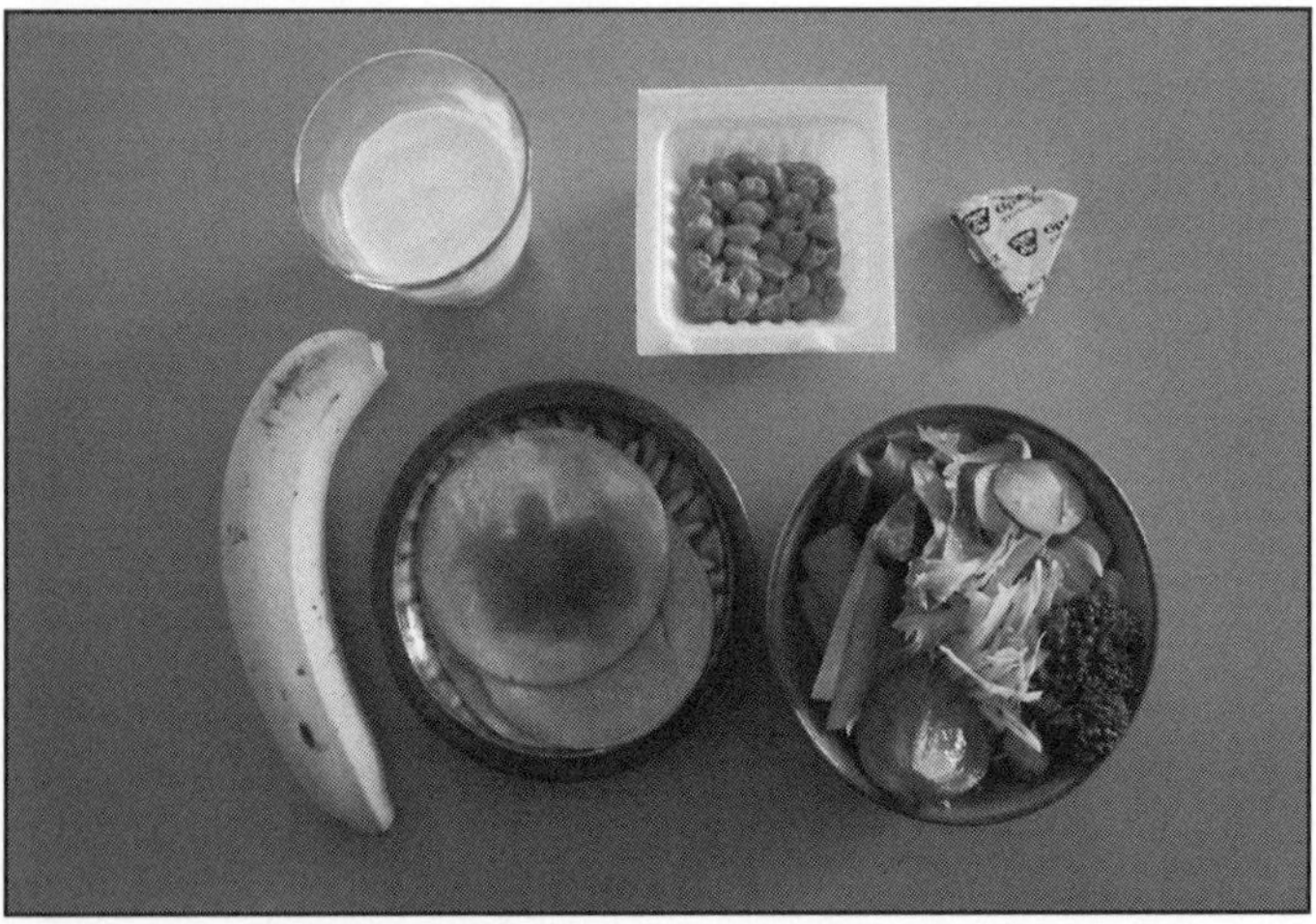

この日の昼食でも、まず朝食とほぼ同量の野菜サラダを食べ、その後、ハム三枚と三角チーズ一個、それに納豆と二〇〇gほどの結構大きなバナナ一本を食べた。それから朝食の時と同量の牛乳を飲みながら、食パンを食べる。やはり少量の果物のあと、昼食の最後は紅茶。

この日の食前血糖値は一一二mgで、食後三〇分、一時間、二時間の血糖値はそれぞれ二〇三mg、一七三mg、一三二mgだった。食前の血糖値はいつも一二六mg未満だったので、以後は記載しない。

バナナが大きかったので、食後三〇分の血糖値が二〇〇mgを超えてしまったと考えた。そこで翌日の昼食では、昨日のバナナよりも少し小さいバナナ半本にした。重さは八〇gだった。その他の食事内容は昨日とほぼ同じ

図Ⅲ-3　夕食

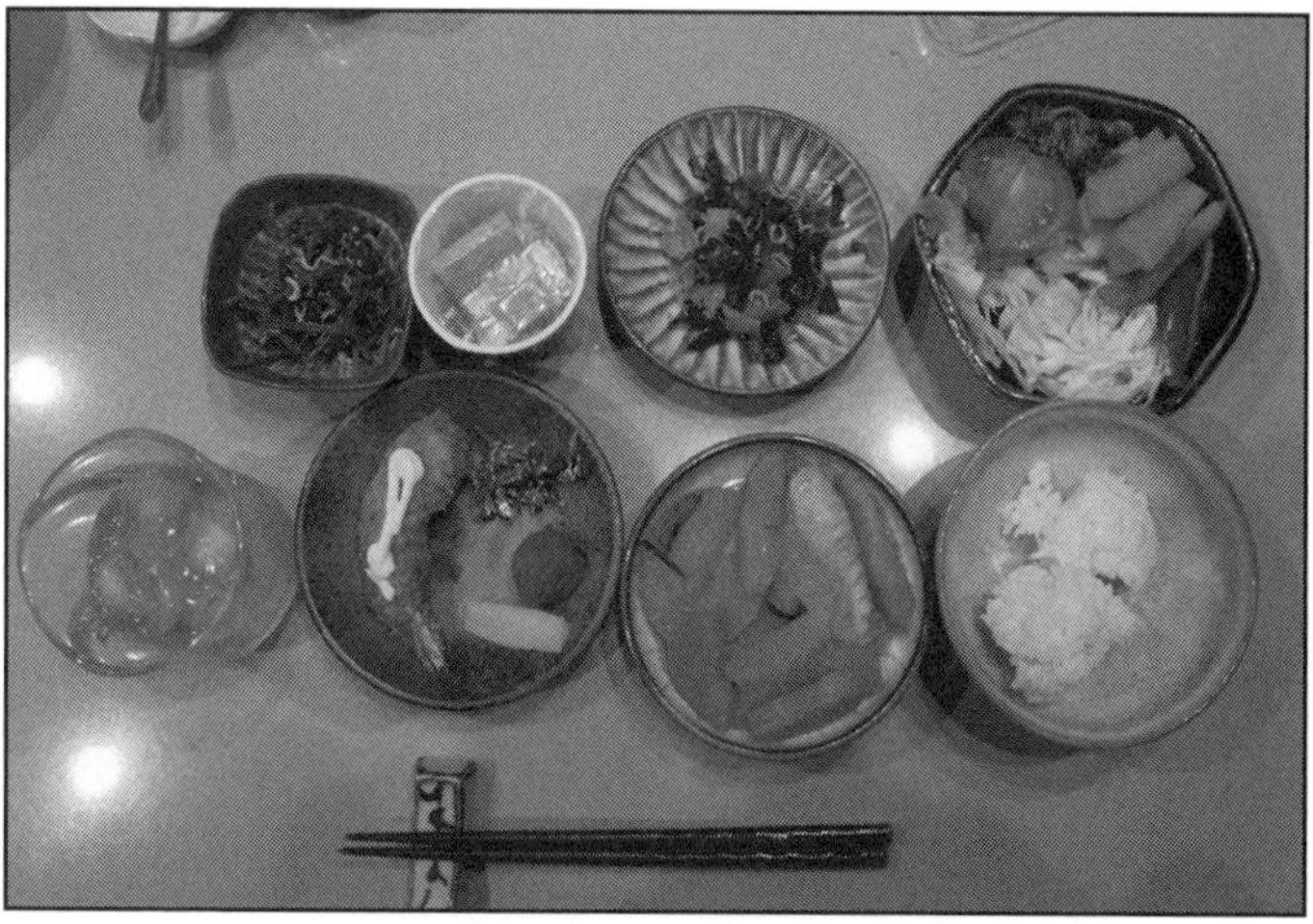

にして、食後の血糖値を測定した。

結果は三〇分後：一五〇mg、一時間後：一六五mg、二時間後：一四三mgで、いずれの血糖値も二〇〇mgを超えなかった。やはりバナナが大き過ぎたのだ。

最近は食パンの代わりに、プレーンのコーンフレーク二五gに牛乳一八〇mℓほど加えて、食べている。このほうが体調が良い。

夕食の写真を図Ⅲ-3に示す。夕食のみ七〇～七五gのご飯を食べ、牛乳は飲まない。夕食では、夏場以外は通常、毎食五〇g前後の焼酎をロックで飲む。夏場は三五〇mℓの缶ビール一本を飲みながらの食事になる。時々、一〇〇mℓほどのワインも飲む。

しかし、最近は週に二、三回しか酒を飲まない。そのほうが体調が良いからだ。酒を飲まない日は炭酸水を飲んでいる。

図Ⅲ-4　ごぼう入りじゃこ天

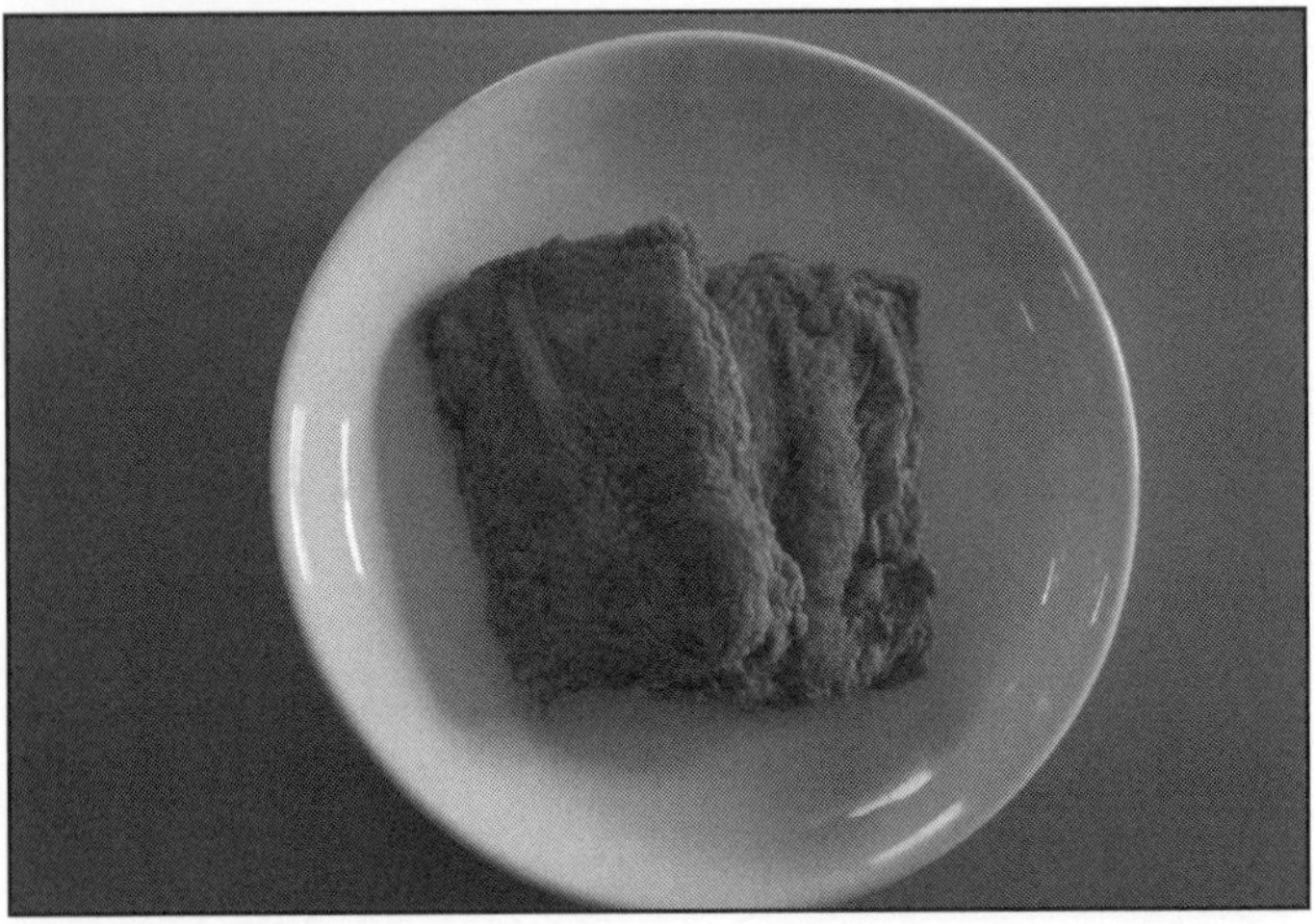

この日の夕食は焼酎ではなく、ウイスキーのロックをちびりちびりと飲みながら、朝食とほぼ同量の野菜サラダからスタートした。次は煮物や揚げ物、焼き物や鍋などの肉類主体の食べ物になるが、夕食は日毎に、結構なバリエーションがあるので、典型的な食事を示すのは難しい。

それが終わると、ご飯になる。当時は必ず、梅干し一個と納豆を食べた。それに香の物と小魚の佃煮などもある。最後はコーヒーだ。

この時の血糖値は食後三〇分：一五四mg、一時間：一六五mg、二時間：一一一mg。

また、数日後の夕食のバリエーション部分は図Ⅲ・4に示した、私の好物のごぼう入りじゃこ天二枚に牛肉と大根のキムチ煮で、その他は通常と同じメニューだった。

この時の血糖値は食後三〇分：一六四mg、

一時間：一六三mg、二時間：一四三mg。

この程度に糖質を制限していると、朝食と夕食では、どの食後時間でも、まったく二〇〇mgを超えない。注意が必要なのは昼食で、ちょっとボリュームやカロリーが多いかなと思うと、二〇〇mgを超える場合がある。

当時は昼食と夕食の二回、一パック四五gの納豆を食べていた。しかし、今はあまり食べない。この理由について記しておく。

ある日、私はよく買い物をする店で、パック入りのフライビーンズ（そら豆）を見つけた。それを買って、食べてみると、とてもおいしい。豆だから糖質は少ないだろうと思って、毎日、食べた。すると、次第に以前のような疲労感を覚えるようになった。

この時、私は豆類として、フライビーンズの他にミックスナッツや節分用大豆も食べていたが、疲労感の原因としてまず、フライビーンズを考えた。

フライビーンズ（そら豆）の栄養成分を調べてみると、可食部一〇〇g当りの量はたんぱく質：二四・七g、脂質：二〇・八g、糖質：四六・四g、食物繊維：一四・九gだった。三大栄養素の半分は糖質で占められており、糖質がかなり多い。

そこで、ミックスナッツ：一八g、節分用大豆：一四g、フライビーンズ：三八gを食べた後、血糖値を測定した。結果は食後三〇分：一六三mg、一時間：二〇一mg、二時間：一三七mgで、食べたのは豆類だけなのに、一時間後には二〇〇mgを超えている。

この時に摂取した糖質の量を計算すると、ミックスナッツから二・二g、節分用大豆から三・九g、フライビーンズからは一七・九gなので、合計二四gであり、二四〇〇〇mgになる。体重六〇kgの人の場合、血液の総体積は約四四〇〇mℓだから、四四dℓだ。

糖質は消化管でほぼ一〇〇％吸収される。二四〇〇〇mgの糖質が一時間で吸収されたとすると、この時の糖質の血中濃度は約五四五mg／dℓになり、いとも簡単に二〇〇mgを超えてしまう。

しかし、実際の血中濃度にはさまざまな要因が影響する。たとえば、糖質のすべてがブドウ糖ではないし、インスリンによる血糖低下作用とのバランスの問題もある。

それでも、これだけの糖質が一度に吸収されれば、食後の血糖値が二〇〇mgを超えても、おかしくないだろう。私はすぐにフライビーンズを食べるのを止めた。

この結果から、私は豆類といえども油断できないと思った。そこで、次に気になったのが、毎日、二パック食べている納豆だ。

納豆の三大栄養素を調べると、一パック五〇gの納豆に含まれるたんぱく質は八g、脂質は五g、糖質は六gだった。

納豆にも糖質は結構、含まれている。それに糖質はご飯と食パンからもとっている。この時から、毎日、二パックの納豆を食べるのをやめた。それ以来、納豆は食べたくなった時にしか食べない。

私は三食のほかに、午後四時から四時半の間に、おやつを食べる。おやつといっても糖質では

図Ⅲ-5　おやつ（Ⅰ）

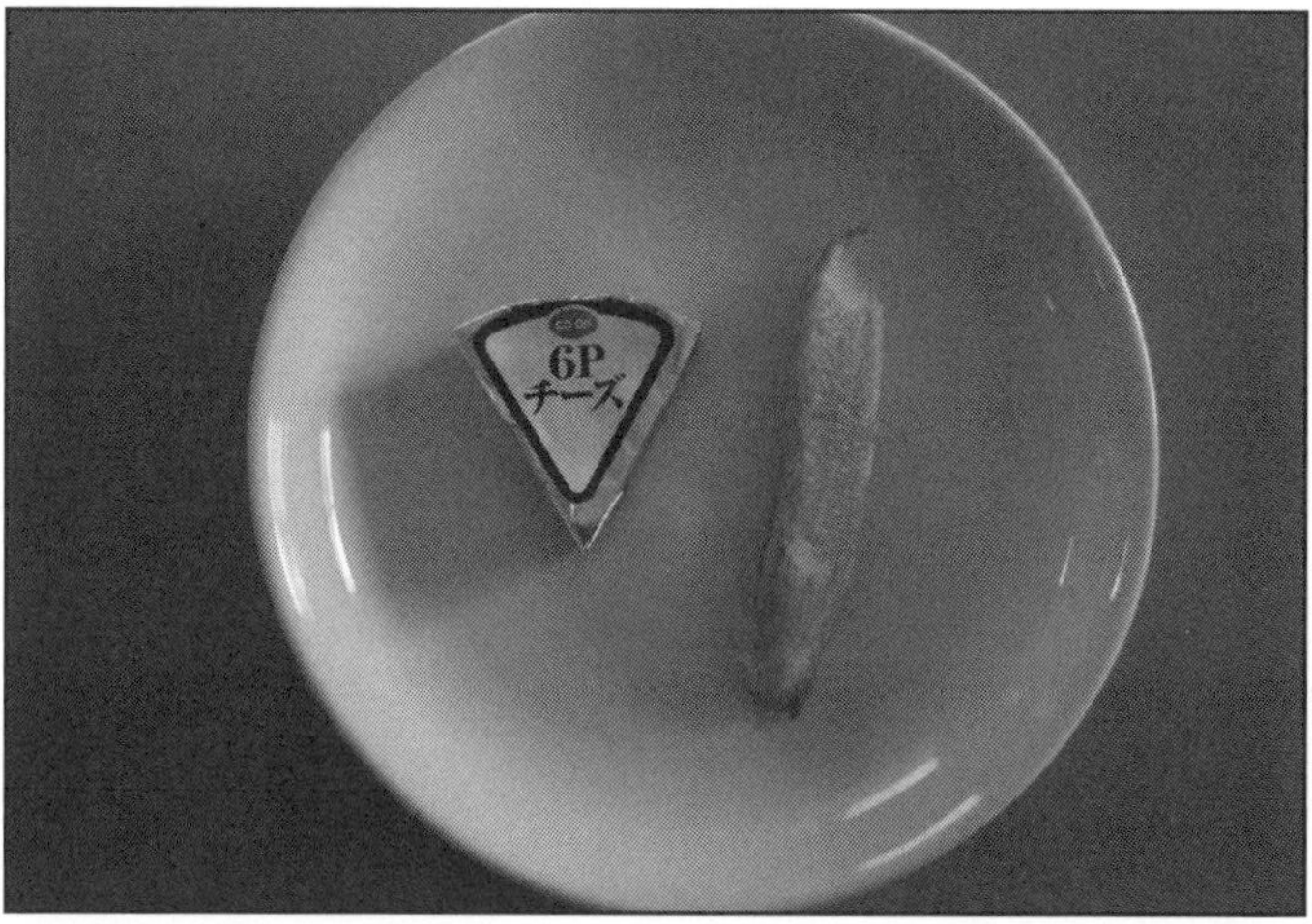

図Ⅲ-6　おやつ（Ⅱ）

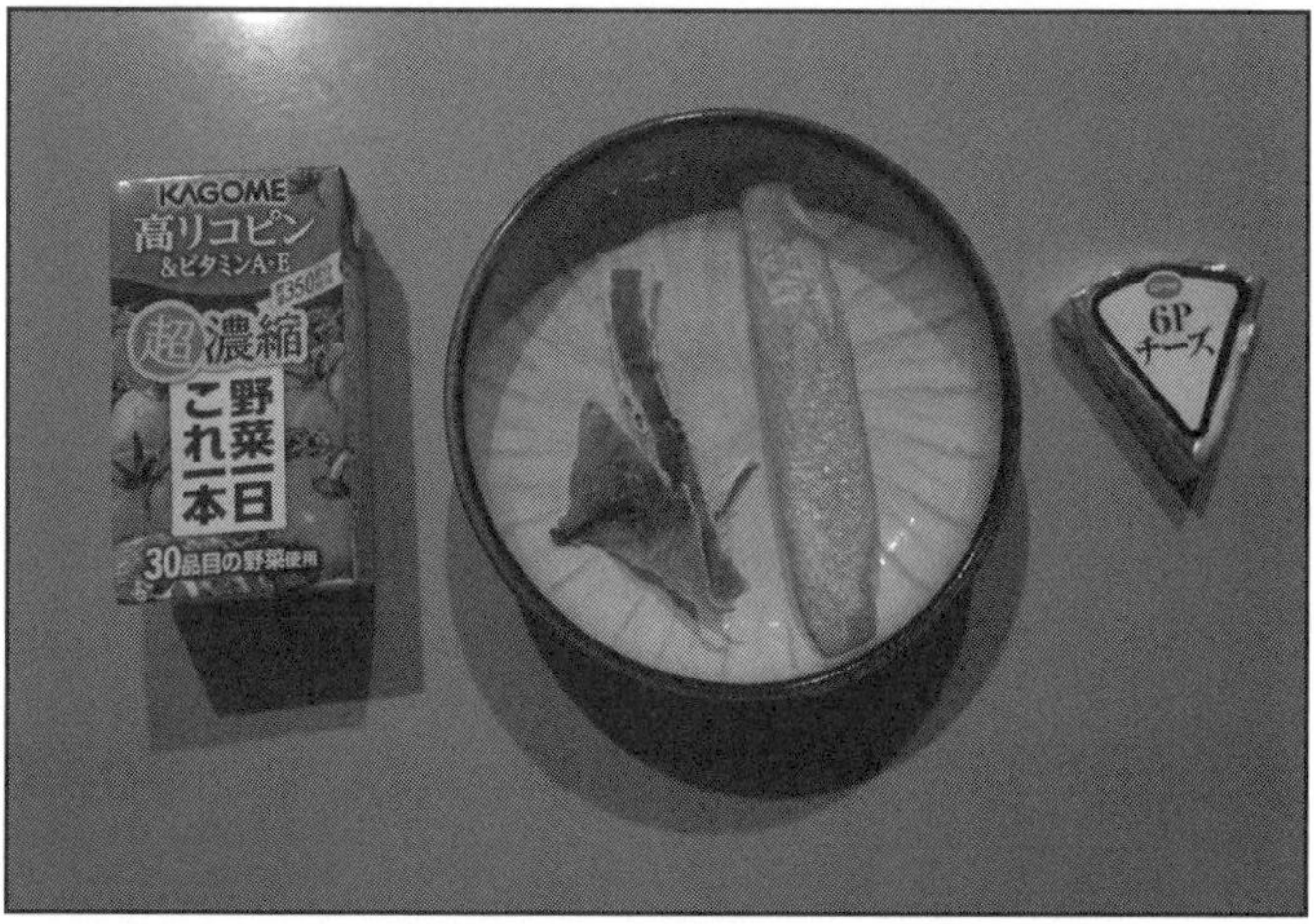

ない。通常は図Ⅲ‐5に示したカニカマと三角チーズだ。このおやつを食べた後にも、血糖値を測定した。

結果は食後三〇分：一一五mg、一時間：一一八mg、二時間：一〇四mgで、糖質が含まれていないので、血糖値はほとんど上がらない。

しかし、これに図Ⅲ‐6のように、アタリメ二本と野菜ジュースが加わると、血糖値は食後三〇分：一六三mg、一時間：一三八mg、二時間：一〇八mgとなり、一時的に、かなり上昇する。アタリメは血糖値の上昇にほとんど影響しないだろうから、原因は野菜ジュースと考えた。それに、この野菜ジュースは相当に甘い。それで、野菜ジュースを飲むのも止めた。

血糖値と食物との関係を調べながら、血糖値が二〇〇mgを超えないように、日々の食生活をコントロールすると同時に、「第一章　高血糖への挑戦　パートⅠ」でお話ししたような運動も続けた。

二〇二〇年度と二〇二一年度の健康診断の結果

二〇二〇年三月二五日、私は高知に帰郷後、三度目の健診を受けた。この時の体重は五七・四kg、身長は一七一・八cmで、ＢＭＩは一九・四だった。

身長は前回と前々回よりも〇・一cm伸びているが、これは誤差だろう。体重は前回よりも一・六kg、前々回よりも七・七kg減っていた。

腹囲は昨年と同じ七八㎝だった。二〇代の頃の腹囲もこれくらいだったと思う。当時の体重は五五kg弱だったので、ほとんど二〇代の頃の体形に戻ったと言える。

さて、肝心のヘモグロビンＡ１ｃ値は六・一％で、昨年より〇・五％下がっていた。しかし、ヘモグロビンＡ１ｃの正常値は五・三％以下だ。ここまで下げるのはなかなか大変かもしれないが、せめて六・〇％は切りたいと思う。

次は二〇二一年度の健診結果だ。

二〇二〇年度とほぼ同様の食習慣と運動習慣を続け、二〇二一年三月二四日、私は帰郷後、四度目の検診を受けた。この時の体重は五七・八kgで、昨年より〇・四kg増えていた。身長は一七一・四㎝だったので、昨年より〇・四㎝低い。だからＢＭＩは一九・七になる。腹囲は昨年とほぼ同じ、七七・七㎝だった。

今回のヘモグロビンＡ１ｃ値は、六・〇％で、昨年より〇・一％下がっていたが、残念ながら、五％台にはなっていなかった。さらなる努力が必要だ。

耐糖能障害と糖尿病における運動の重要性

日によりメニューは異なるが、私はストレッチやスクワット、ジョギングなどの運動を毎日、一時間は行っている。すると、以前に比べ、体重は減っているのに、次第に筋肉がついてくる。七〇歳台になっても、太ももやふくらはぎの筋肉の増加は実感できる。

健常者では、全身の総ブドウ糖の七割以上が骨格筋で利用されている。ところが、糖尿病患者では、総ブドウ糖利用量が健常者の約半分に減っている。その原因は骨格筋でのブドウ糖の利用率が低下しているからだ。

すなわち、骨格筋はインスリンの最も重要な標的であり、体内におけるブドウ糖の最大利用器官でもある。

血液のブドウ糖をインスリンの作用により、骨格筋の細胞に取り込むには、第五章で説明するブドウ糖輸送担体が必要だが、このブドウ糖輸送担体は通常、細胞内の貯蔵小胞に貯えられている。

ブドウ糖の血中濃度が高くなると、膵臓ランゲルハンス島のベータ細胞からインスリンが分泌され、インスリンの血中濃度も上昇する。インスリンは骨格筋の細胞膜に存在するインスリン受容体に結合し、細胞内へのブドウ糖の取り込みを促進させる刺激になる。

この刺激は細胞内のインスリン受容体基質やホスファチジルイノシトール3‐リン酸化酵素系などの情報伝達分子を順々に活性化する。

最終的に、この情報が細胞内のブドウ糖輸送担体貯蔵小胞に伝達されると、ブドウ糖輸送担体は細胞膜へ移動し、ブドウ糖が細胞内へ取り込まれる。

耐糖能障害者や糖尿病患者がインスリン抵抗性を示すのは、この情報伝達系のどこかのステップで情報の伝達に不具合が発生しているからだ。

このようなメカニズムにより、高血糖状態や糖尿病になると、末梢でもインスリンによるブドウ糖の細胞内への取り込みが低下するが、このブドウ糖の取り込み低下は、全身の臓器・組織のうち、主に骨格筋に起因する。

運動の生理的効果は運動時に発生する急性効果と、運動の繰り返しによって生じる慢性効果とに分けられる。

急性効果は運動時に骨格筋で多量に消費されるエネルギーを補うために、脂質や糖質を燃焼させるための酵素活性を高める反応であり、この原因として骨格筋内のエネルギー状態を感知するアデノシンモノリン酸リン酸化酵素の活性化がある。

つまり、運動というのは、生体内唯一のブドウ糖降下ホルモンであるインスリンとは異なる経路で、血糖値を低下させうるシステムなのだ。

先に述べた骨格筋のインスリン情報伝達経路の不全により、ブドウ糖の取り込みが阻害された結果、耐糖能障害や糖尿病が生じる。

しかし、正常に働く別の経路、つまり運動による経路があるならば、それを使う方が、不全となった経路を酷使するよりも、有効に働く可能性がある。糖尿病に運動療法が有効な理由がここにある。

一方、運動の慢性効果には、骨格筋細胞のミトコンドリア数の増加作用、つまり赤筋化と、ブドウ糖輸送担体量の増加がある。

適度な運動により、全体としてミトコンドリア機能が向上するので、有酸素運動のためのエネルギー源であるアデノシン三リン酸の産生が高まる。さらに、ブドウ糖輸送担体量の増加により、血液のブドウ糖を骨格筋細胞内に取り込む能力も上昇する。

ミトコンドリア機能の活性化はまた、脂肪酸のベータ酸化を促進するので、脂肪組織から放出される遊離脂肪酸の処理を容易にし、肝臓での中性脂肪の蓄積が生じにくくなる。

このように適度な運動は、骨格筋でのインスリン情報伝達経路の不全を効率よく改善するシステムともいえる。

骨格筋は収縮速度の遅いⅠ型筋線維と、収縮速度が速く、収縮力の強いⅡ型筋線維の二種類に大別される。Ⅱ型筋線維はさらに、有酸素的解糖能の高いⅡA型筋線維と有酸素的解糖能の低いⅡB型筋線維に分類される。

有酸素的解糖能が高く、赤筋のⅠ型筋線維とⅡA型筋線維では、ミトコンドリアの密度と活性が高く、積極的に糖質や脂質の代謝が行われ、持久的な運動でも疲労しにくい。

これはマグロやカツオなどの回遊魚の刺身が赤身であるのと、同じ理由だ。マグロやカツオは長距離を泳ぐので、収縮速度が遅く、持久力のある遅筋線維、すなわち赤い色の筋肉、赤筋が多くなる。それで筋肉である刺身も赤くなる。

一方、白筋のⅡB型筋線維では、ミトコンドリアの密度と活性が低く、細胞質での嫌気的解糖が中心で、短距離走のような瞬発的な収縮を要する運動に適している。

これはタイやヒラメなどの沿岸や海底にいる魚の刺身が白身であるのと、同じ理由だ。タイやヒラメは獲物を捕らえるときだけ、瞬発的な力を使う。それで収縮速度が速く、収縮力の強い白い色の筋肉、白筋が多くなり、刺身も白くなる。

これらの筋線維タイプの混合割合は部位によって異なると同時に、様々の刺激によっても組成が変化する。

たとえば、有酸素運動を継続すると、Ⅰ型とⅡA型筋線維の割合が増加するが、Ⅱ型糖尿病患者ではⅡB型筋線維の割合が多くなり、Ⅰ型とⅡA型筋線維の割合が少なくなっている。

有酸素運動により、骨格筋のⅠ型とⅡA型筋線維の割合を増加させると、ミトコンドリアの数が増え、エネルギー代謝の上昇に繋がり、高血糖や糖尿病症状の改善・治療に効果的だ。しかしそれだけではない。糖尿病を予防する、有効な手段にもなる。

細胞やミトコンドリアなどの細胞小器官の構造と働きについては次の第四章で説明する。

第四章　基礎事項の解説

糖質の消化・吸収

ブドウ糖（グルコース）は糖質（炭水化物）に含まれている。食べ物に含まれる糖質は主にデンプン（スターチ）、砂糖（スクロース）、乳糖（ラクトース）だ。

デンプンは穀類、イモ類、豆類など植物エネルギーの貯蔵物質で、ブドウ糖が多数結合した多糖類だ。水の中で沈殿するので、このように呼ばれている。砂糖は単糖のブドウ糖と果糖（フルクトース）が結合した二糖類で、乳糖もブドウ糖とガラクトースからなる二糖類。

まずデンプンの消化からお話しする。デンプンは口腔内で分泌される唾液アミラーゼによって消化され、四個以上のブドウ糖が結合したデキストリンと三個のブドウ糖からなるマルトトリオース、それから二個のブドウ糖が結合した麦芽糖（マルトース）に分解される。

口腔内での分解産物の最小単位は二糖類の麦芽糖だが、実際に多いのは四個から数十個のブドウ糖が結合したデキストリンだ。

これらの分解産物は、そのまま胃に入る。しかし強酸性の胃液によって唾液アミラーゼが失活するので、胃ではこれ以上のデンプンの消化は行われない。

デンプンが本格的に消化されるのは次の十二指腸。ここで膵液に含まれる膵アミラーゼによって大部分のデキストリンが麦芽糖にまで分解される。だから十二指腸では大量の麦芽糖ができる。

これらの消化産物は最終的には小腸粘膜上皮細胞に存在するイソマルターゼとマルターゼによって単糖のブドウ糖にまで分解される。

砂糖と乳糖は唾液や膵液に含まれるアミラーゼでは分解されず、そのまま小腸まで運ばれる。そこでやはり小腸粘膜上皮細胞に存在する消化酵素のスクラーゼとラクターゼによって、それぞれブドウ糖と果糖、それからブドウ糖とガラクトースに分解される。

このようにデンプン、砂糖、乳糖はそれぞれの単糖にまで分解された後、小腸で吸収され、毛細血管から門脈を経て肝臓に運ばれる。

単糖の代謝

糖尿病で問題になる血糖値というのは血液中のブドウ糖の濃度。

ブドウ糖は基本的には全身の細胞のエネルギー源だ。だから血液中のブドウ糖は脳や内臓、筋肉などの細胞に取り込まれた後、幾つかのプロセスで代謝されるが、その過程で体内のエネルギー源であるアデノシン三リン酸（ＡＴＰ）が作られる。

ブドウ糖が代謝される過程は大きく三つの段階に分かれる。解糖系とクエン酸回路それから電子伝達系で、これらは全体で呼吸系を形成する。

ブドウ糖のような有機物は植物の光合成により、太陽のエネルギーと炭酸ガスそれと水によって作られる。だからブドウ糖には元々、太陽のエネルギーが蓄積されている。

そこで肺から酸素を取り込み、ブドウ糖を代謝しながら、ブドウ糖が元々持っているエネルギーを化学的エネルギーであるＡＴＰに変換する過程が呼吸系になる。

呼吸系の解糖系とクエン酸回路ではブドウ一分子からそれぞれ二分子のＡＴＰしか作られないが、電子伝達系では効率がよくて、三四分子のＡＴＰが作られる。したがって、呼吸系全体ではブドウ糖一分子から三八分子のＡＴＰが産生される。各経路の詳細は巻末の解説を参照。

細胞の構造と働き

人は約六〇兆個の細胞からなる多細胞生物だ。高血糖や糖尿病の問題を理解し、その対策と予防に本気で取り組んでもらうには生命の営みの基本を理解してもらう必要がある。そのためには生物の基本的最小単位である細胞の構造と働きを知ってもらわねばならない。

多細胞生物である人の体は特定の形と働きを持った様々な細胞群が集まって組織をつくり、器官・臓器をつくっている。さらに一連の働きをする器官が幾つも集まって、呼吸器系、消化器系、循環器系、神経系、内分泌系、免疫系、生殖系などを構成する。

それらがさらに集まって互いに連携し合い、個体としての人が成り立っているのだが、ここでは人を含めた動物細胞の基本的な構造と働きについて重要な事柄を説明する。

図Ⅳ -1　動物細胞の細胞内構造

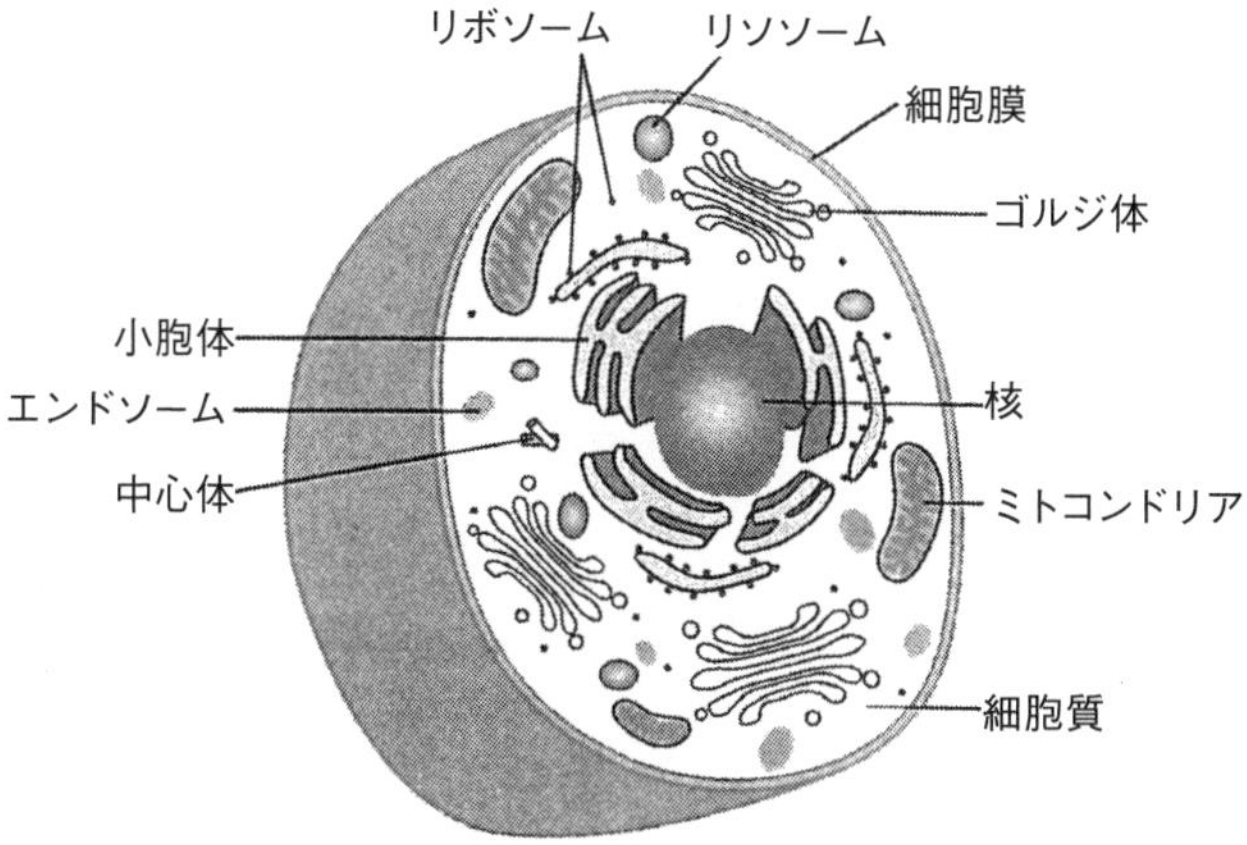

出典）武村政春『ヤミツキ細胞生物学』じほう、2018年

動物と植物の細胞は真核細胞と言われ、核膜によって核と細胞質が分けられている。大部分の細胞は〇・〇二㎜程度と微小で、肉眼では見られない。細胞質の一番外側に細胞膜があり、その内部の液状の部分が細胞質基質いわゆるサイトゾルだ。

サイトゾルにはカリウムイオンなどのイオン類のほか、多くのたんぱく質やその原料であるアミノ酸それにブドウ糖などが溶け込んでいる。また様々な細胞小器官も浮かんでいる。動物細胞の内部構造を模式図で示すと、図Ⅳ - 1のようになる。

図Ⅳ - 1にあるように、動物細胞には色々な専門的役割を果たす分業化された小さな構造物があり、それを細胞小器官と言う。

これから重要な細胞構造物の構造と働きについて解説する。

図Ⅳ -2　生体膜の構造

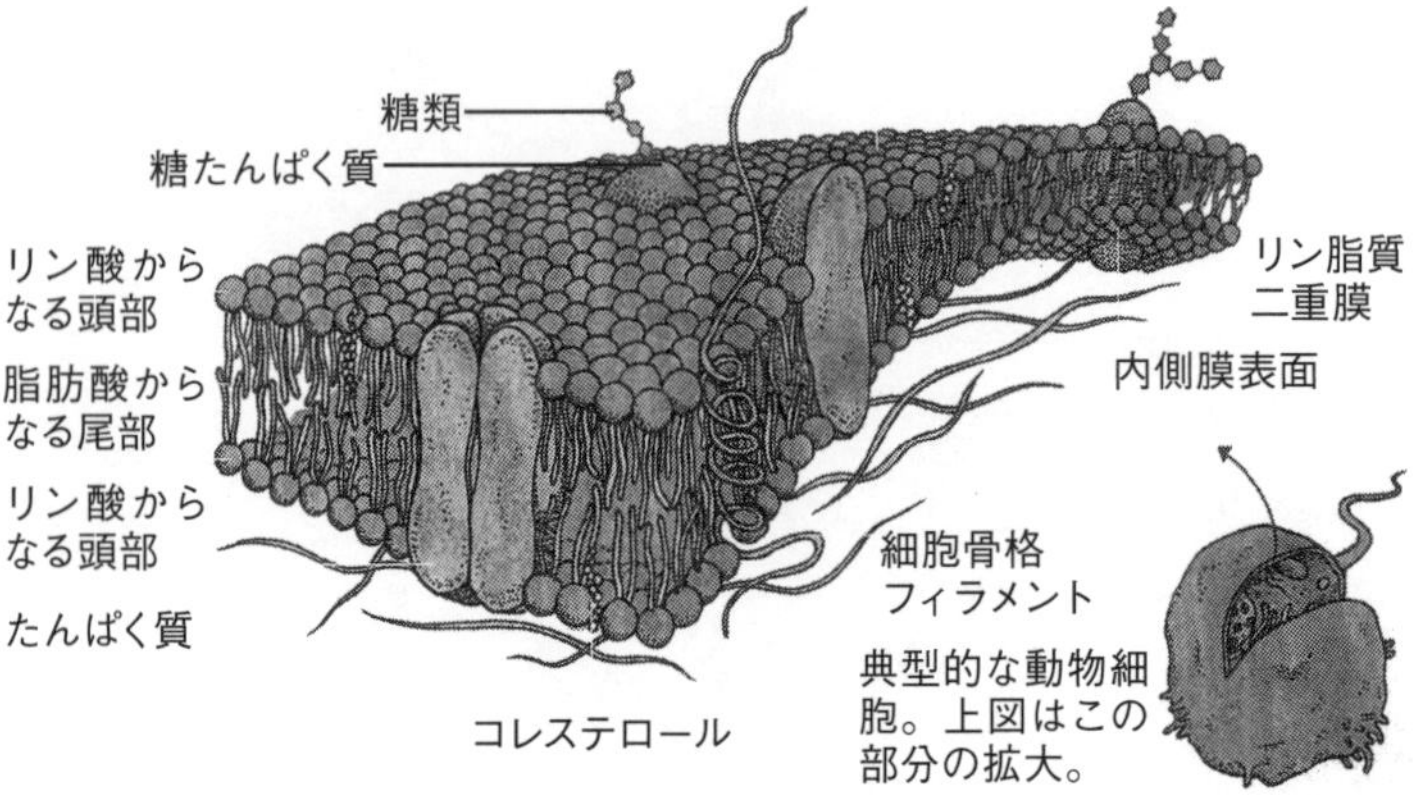

出典）ジャック チャロナー『ビジュアルでわかる細胞の世界』東京書籍、2016年。

生体膜

生体膜に包まれた細胞小器官には細胞核、ミトコンドリア、小胞体などがあるが、まず生体膜そのものについて説明する。その模式図を図Ⅳ - 2に示す。

生体膜は基本的にはリン脂質の二重膜構造をしており、厚さは五～一〇㎚（一㎚は一〇億分の一m）である。リン脂質にはグリセロリン脂質とスフィンゴリン脂質がある。

グリセロリン脂質とは三価のアルコールであるグリセリンに長鎖の高級脂肪酸二分子とリン酸一分子がエステル結合し、さらにリン酸基に窒素を含むアルコールがエステル結合した化学物質だ。

親水性のリン酸エステル部分を二本の足のあるマッチ棒の頭、二分子の疎水性高級脂肪酸部分をその二本足とすると、二本のマッチ棒が互いに足を伸ばした状態で相対し、頭を外側にして、並んだ二重膜構造をしている。

ホスファチジルコリン、別名レシチンと呼ばれるグリセロリン脂質が生体膜リン脂質の三〇〜五〇%を占め、グリセロリン脂質では最も多い。

スフィンゴリン脂質にはスフィンゴミエリンがあり、レシチンに構造が似ている。

生体膜の最たるものは細胞膜で、細胞の外側に面した部分には多くの糖鎖があるが、内側面にはほとんどない。これらの糖鎖は脂質二重膜に埋め込まれた膜たんぱく質あるいはリン脂質に結合している。細胞膜の機能は細胞を取り巻いて内部を保護し、細胞の形を維持し、細胞内外の物質（栄養素や老廃物）の出入りを調節するとともに、必要な情報を選択する。このような細胞膜の機能は脂質二重膜に埋め込まれた膜たんぱく質やそれに結合した糖質が担っている。

特に重要なのは細胞膜をはじめとする生体膜が脂質二重膜であるために、イオンや電化を持った物質が通過できないという問題だ。

特定のイオンや電化を持った物質を通過させられる膜たんぱく質が細胞膜や生体膜に埋め込まれれば、その細胞や細胞小器官にそのような機能を持たせられる。実に多種多様な膜たんぱく質が脂質二重膜に埋め込まれているのはそのためだ。

細胞核

核は最大の細胞小器官だ。ほとんどの動物細胞では核の直径は五㎛程度。核膜に包まれた核の中には生物固有の設計図であるデオキシリボ核酸（ＤＮＡ）やＤＮＡの情報をサイトゾルに運んだりするリボ核酸（ＲＮＡ）それにヒストンなどのたんぱく質が詰まっている。

核にはヘマトキシリン・エオシンという薬剤で染色される部分があるが、この部分はＤＮＡとヒストンの複合体であり、クロマチンと言われる。

核膜は外膜と内膜の二重膜からなり、核膜孔がたくさん開いている。細胞質との物質のやり取りは、この核膜孔を通じて行われる。

ＤＮＡの重要な表現型はその遺伝情報に対応するたんぱく質だ。ＤＮＡの遺伝情報はまずＲＮＡに伝達されるが、この役割を果たすのがメッセンジャーＲＮＡで、その過程を転写という。転写過程は核内で行われる。メッセンジャーＲＮＡはファイザー社やモデルナ社のコロナワクチンの本体でもある。

メッセンジャーＲＮＡは核膜孔を通って細胞質に運ばれ、リボソーム（たんぱく質合成の場をなす細胞小器官）で、その情報に基づいてたんぱく質が生合成される。この過程を翻訳という。コロナワクチンの場合には、翻訳されて生合成されたたんぱく質が抗体になる。

生命は常に新陳代謝を行い、恒常性を維持している。そのために細胞は絶えず周りの情報に応答して、適正な転写と翻訳を継続せねばならない。それが破綻すれば、細胞死に繋がり、人では健康障害から最悪の場合には死に至る。

たとえば高血糖が継続する場合には、それに応答した転写と翻訳を繰り返すうちに、糖尿病に

図IV -3　小胞体とリボソーム

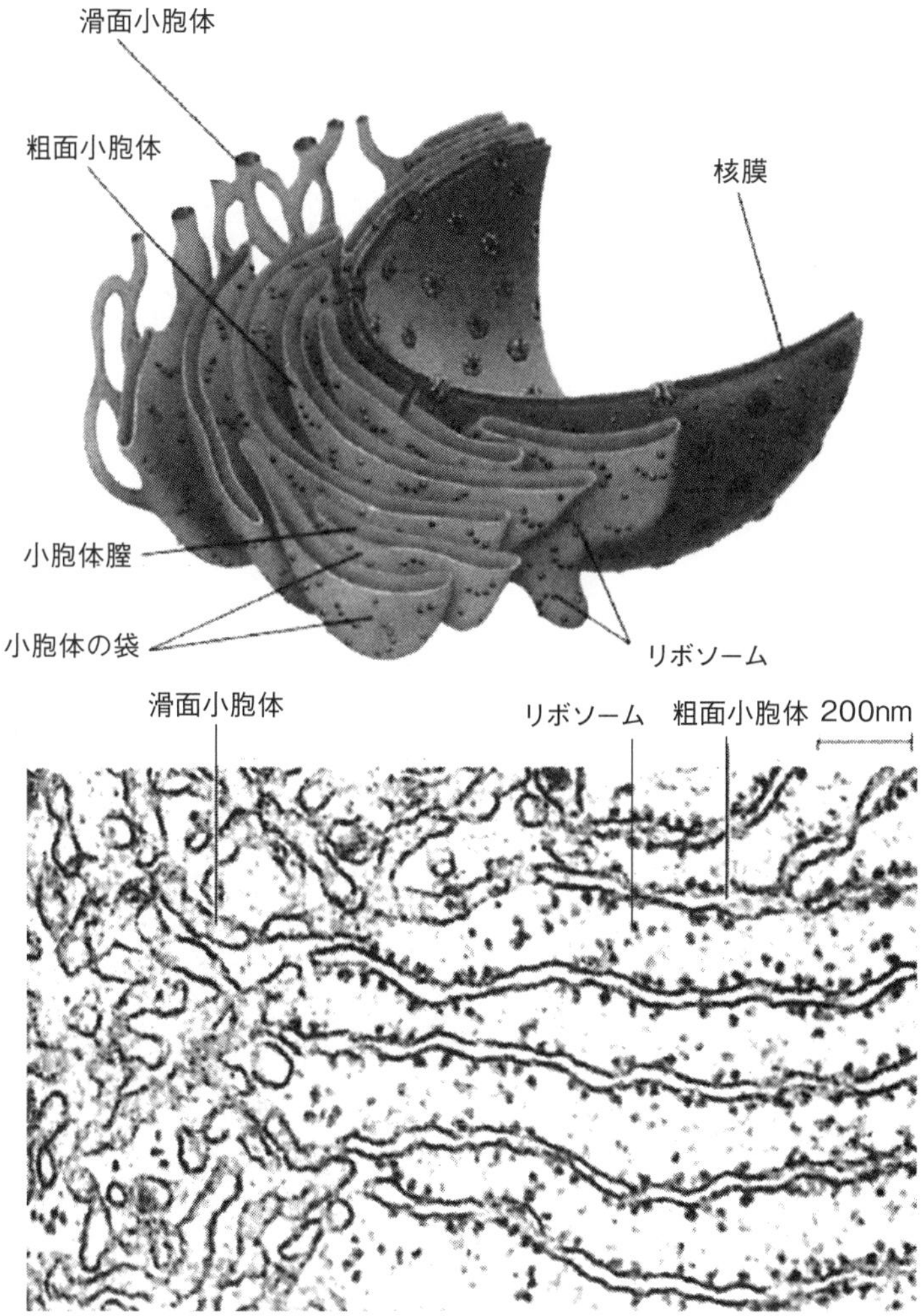

出典）細胞の構造（東京医科歯科大）

なり、合併症を併発し、さらに癌や心臓病、脳血管疾患や認知症まで発症してしまう。

小胞体とリボソーム

小胞体は細胞質に存在する網状構造物で、粗面小胞体と滑面小胞体がある。図Ⅳ-3に模式図と電子顕微鏡写真（下）を示す。

粗面小胞体は平たい袋状に広がった小胞体の二枚の膜表面にリボソーム顆粒が付着している。電子顕微鏡で観察すると表面にぶつぶつがあって、表面が粗く見えるので、そう呼ばれる。

粗面小胞体はたんぱく質の生合成を行う中心的な細胞小器官だ。粗面小胞体に付着したリボソームでつくられたたんぱく質は粗面小胞体内部に蓄えられ、翻訳後修飾と品質管理を受けた後、サイトゾル以外で働くたんぱく質になる。

翻訳後修飾の品質管理に合格しない不良たんぱく質の小胞体内部への蓄積は小胞体ストレスとなり、インスリン抵抗性や糖尿病の原因になる。これらの現象については第五章で説明する。

分泌性たんぱく質である消化酵素をつくる細胞や内分泌腺細胞では他の細胞より粗面小胞体の数が多く、発達している。

一方、滑面小胞体にはリボソームの付着はなく、平たい膜で、むしろ管状構造をしている。滑面小胞体は生体膜となるリン脂質の合成や薬物の代謝、カルシウムの貯蔵など様々な機能に関わっている。

両方の小胞体の管腔は連続しており、核膜の外膜と小胞体の膜も連続している。

リボソームは図Ⅳ‐3の下に示した電子顕微鏡写真では小さな黒い粒子だが、それをさらに拡大すると、大顆粒と小顆粒が重なったダルマのような形をしている。この写真から、リボソームが粗面小胞体の二枚の膜表面に付着している状態がよく分かる。

リボソームは数種類のＲＮＡと数十種類のたんぱく質の複合体で、細胞内のすべてのたんぱく質を合成する。

小胞体に付着しているリボソームでは細胞外へ分泌されるたんぱく質あるいは膜に埋め込まれる膜たんぱく質が合成される。これら二種類のたんぱく質は小胞体腔へ入り、管腔を通って処理され、分泌性たんぱく質を細胞外へ送り出す働きをするゴルジ装置へ送られる。

一方、膜に付着していない遊離のリボソームでは細胞内で日常的に使われる、恒常的な細胞代謝に関わるたんぱく質が合成される。

ゴルジ装置、小胞、リソソーム、ペルオキシソーム、中心体については巻末の解説を参照。

ミトコンドリア

ミトコンドリアはこれまでにお話しした細胞や核、小胞体を構成する細胞内膜系とは異なる独立した構造を持つ細胞小器官だ。

図Ⅳ‐4に模式図と電子顕微鏡写真（右）で示したように、ミトコンドリアはラグビーボール

図Ⅳ -4　ミトコンドリア

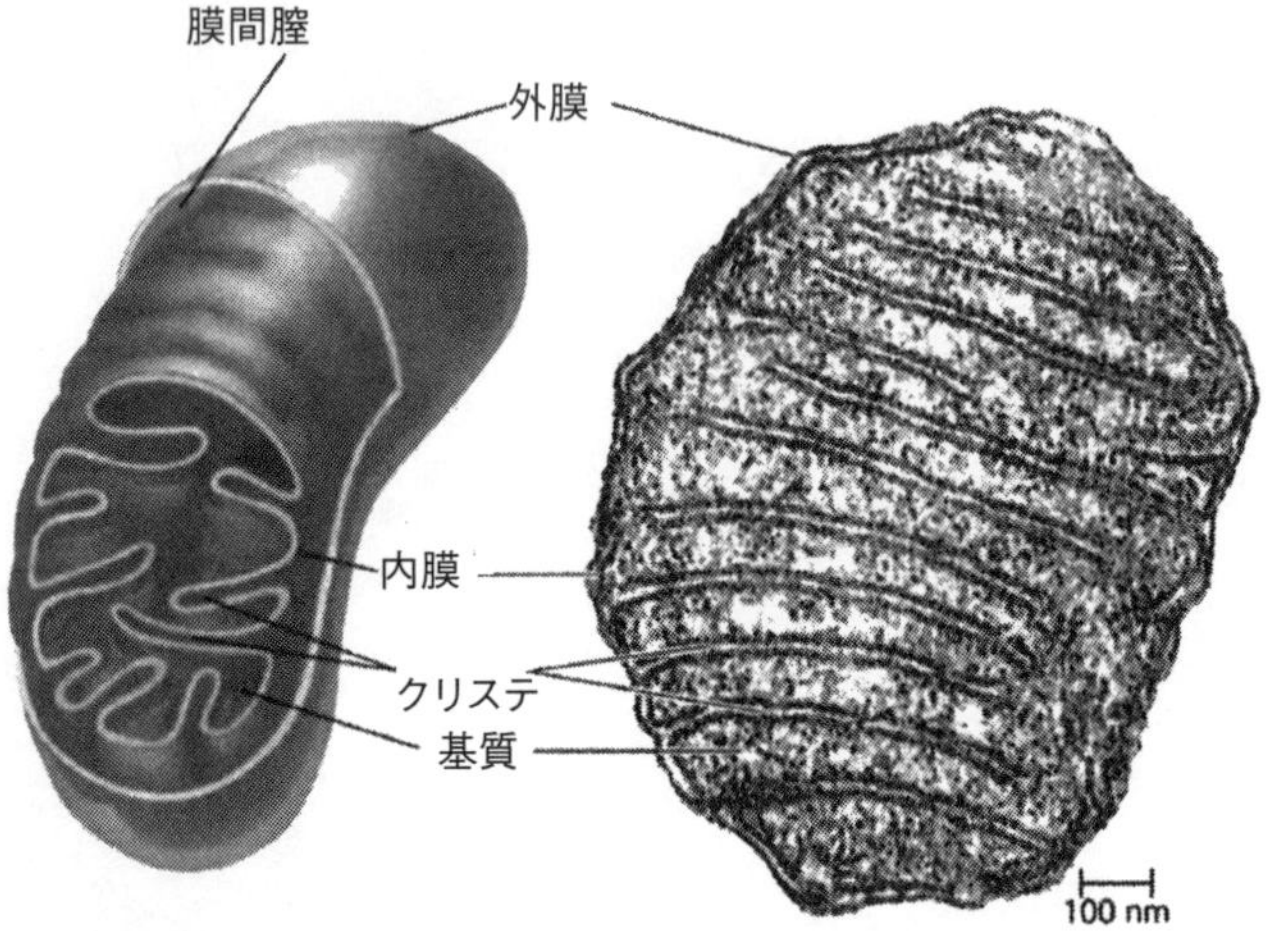

出典）細胞の構造（東京医科歯科大）

のような回転楕円体から伸びた棒状のものまで、実に様々な形状が観察されるが、いずれも内外二枚の膜でできている。内膜はミトコンドリア内に棒状あるいは襞状に張り出しており、この部分をクリステという。

二枚の膜でできているので、ミトコンドリアの腔所は二種類ある。一つは外膜と内膜の間の膜間腔だ。

もう一つは内膜に囲まれた部分で、ここはマトリクスと言われる。

マトリクスにはミトコンドリア独自のDNAとリボソームがあるので、ミトコンドリアは細胞内で分裂し、自己増殖する。

巻末の【解糖系、クエン酸回路、電子伝達系】のところで解説するように、ミトコンドリアはエネルギー生産工場で、酸素呼吸によるATPの合成を行っている。

膵臓の構造と働き

図Ⅳ - 5に体の前方から見た膵臓の位置を示す。膵臓はみぞおちの少し下あたり、胃の裏側にある。その位置はお腹というよりも背中に近い。

図Ⅳ -5　体の前方から見た膵臓の位置

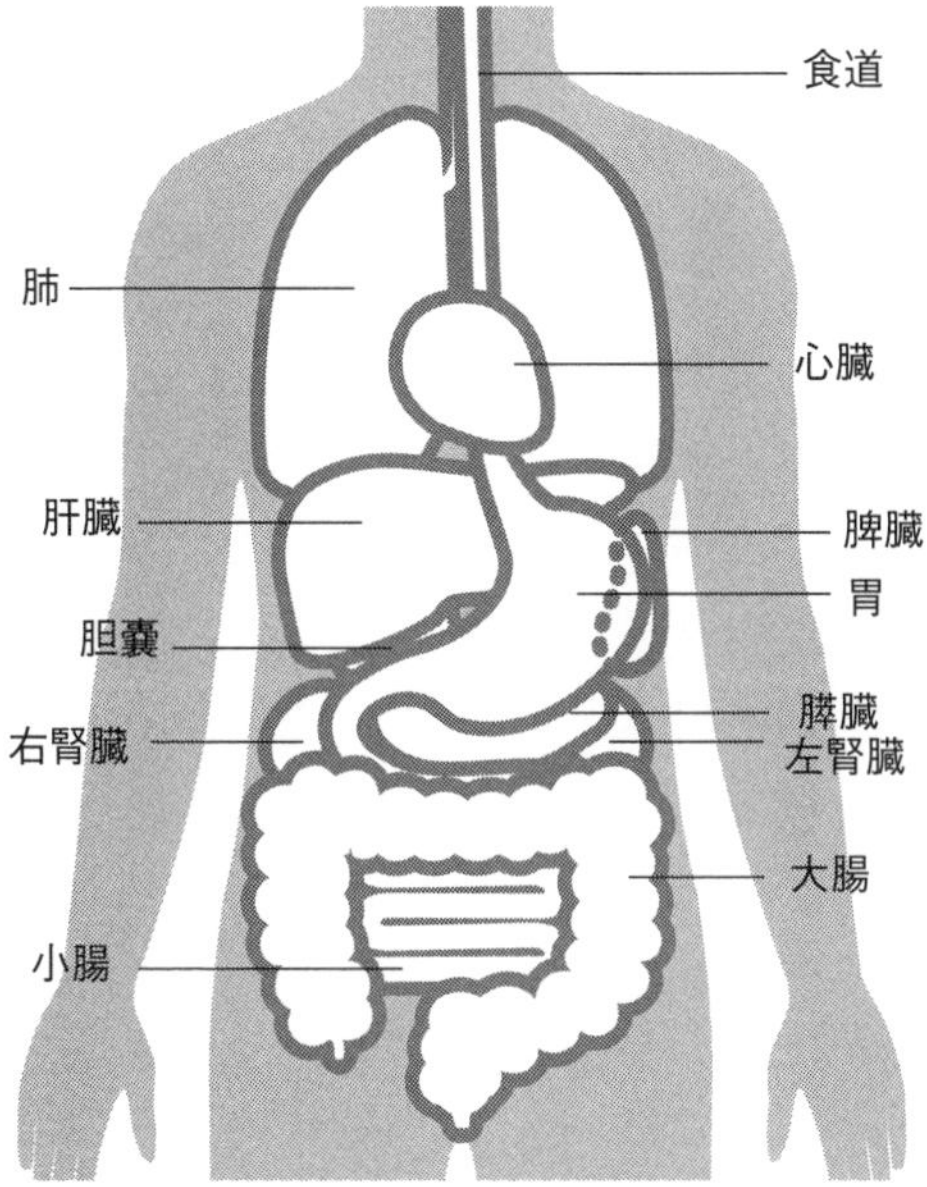

出典）コトバンクHPより。家庭医学館「膵臓のしくみとはたらき」の解説の図をもとに作成。https://kotobank.jp/image/dictionary/igakukatei/image/1536_1.jpg

胃や腸のほとんどが腹膜と呼ばれる膜に覆われ、腹膜に囲まれた腹腔内に存在しているが、膵臓は腹膜の外側で、腹腔よりも背中側にある。

成人では長さ一五cm程度、重さは一〇〇g前後、高さ三～四cm、厚さ約二cm、灰色がかったピンク色の臓器で、図Ⅳ - 5に示すように、前方から見ると体の左側の

図Ⅳ -6　膵臓と膵管

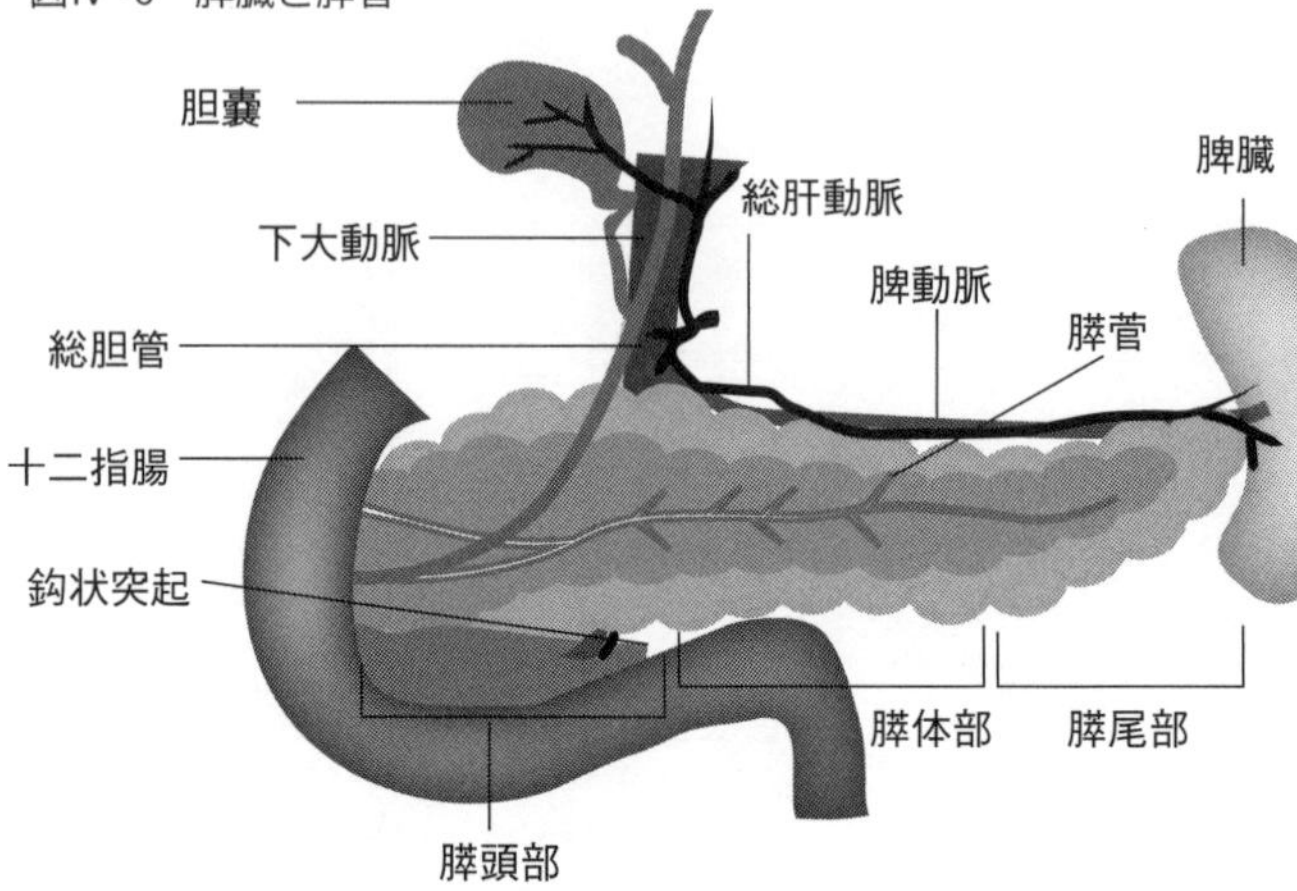

出典）テラのがん免疫療法情報ガイドの図をもとに作成。https://www.gan-info.jp/gan/pancreas/mecha/

膵頭部が太く、右側の膵尾部が細いオタマジャクシのような形をしている。

膵頭部は肝臓の下にある十二指腸が逆コの字型に曲がった部分の間にはまり込むような位置にあり、膵尾部は腹部の右端にある脾臓に近い。また下部は腎臓に近接している。膵頭部と膵尾部の間を膵体部という。

膵臓の中には膵臓でつくられた膵液を十二指腸まで運ぶ膵管が通っている。図Ⅳ-6に示すように、膵管は十二指腸に近づくと、総胆管と合流して太くなる主膵管と、合流しない副膵管に分岐し、十二指腸につながる。主膵管からは膵液と胆汁が分泌され、副膵管からは膵液が分泌される。

膵管は十二指腸の壁を貫き、その内側に膵液を分泌する。膵管の開口部は腸の内側に向かって盛り上がっており、主膵管の開口部をファーター乳頭、副膵管の開口部を小十二指腸乳頭という。またこの開口部には平滑筋のオッディ括約筋があり、膵液の分泌を調節している。

膵臓の実質は一～一〇㎜の小葉に分かれている。一つの小葉には外分泌腺である腺房が多数存在するが、内分泌腺であるランゲルハンス島（膵島）も一～数個存在する。膵臓の体積の九五％以上は外分泌部であり、約二％がランゲルハンス島だ。

図Ⅳ-7　ランゲルハンス島の断面図

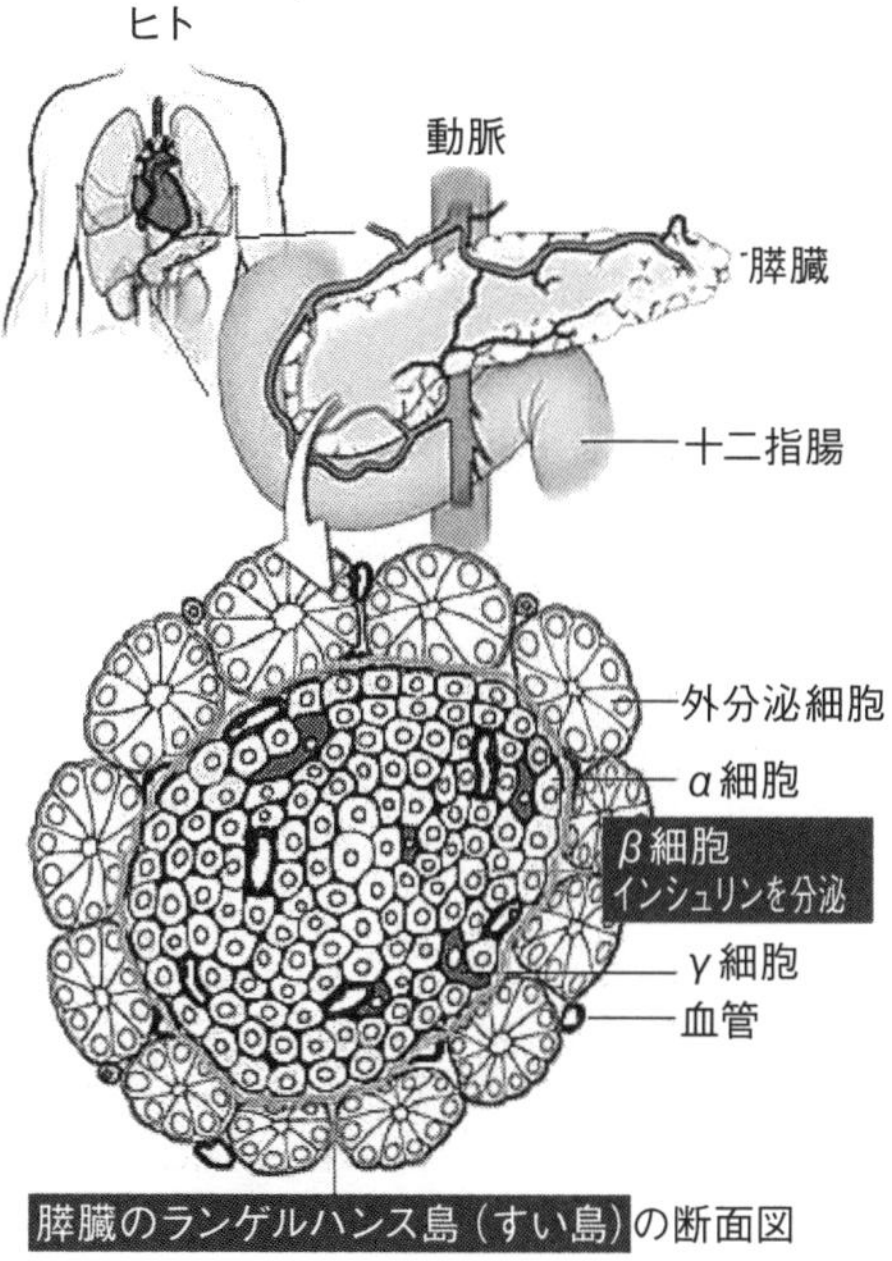

出典：https://i0.wp.com/blog-imgs-19-origin.fc2.com/s/c/i/scienceplus2ch/img_02_04_03b.jpg

腺房とは膵液を分泌する細胞十数個で構成される一つの丸い細胞塊であり、腺房にはごく細い分枝膵管がつながっている。この分枝膵管は次第に合流し、膵液を主膵管と副膵管へと導く。膵液は最終的にはファーター乳頭と小十二指腸乳頭から十二指腸内に分泌される。

膵液には三大栄養素である糖質、たんぱく質、脂質を消化するのに必須の酵素が含まれており、一日に一〜一・五ℓ分泌される。

ランゲルハンス島

人の場合、ランゲルハンス島の直径は一〇〇〜二〇〇㎛で、数は一〇〇万個に上る。主要な四種類の分泌細胞がそれぞれ異なるペプチドホルモンを分泌している。図Ⅳ‐7にランゲルハンス島の断面図を示す。この図で外分泌細胞の集まった円形の細胞塊が腺房だ。

四種類の細胞のうち、アルファ細胞は血糖上昇作用のあるグルカゴンを分泌しており、ランゲルハンス島の約二〇％を占める。

体内で血糖低下作用のある唯一のホルモン、インスリンを分泌するのがベータ細胞で、ランゲルハンス島の六五〜七五％を占める。

ベータ細胞の核内でインスリン遺伝子を転写したメッセンジャーRNAは粗面小胞体で翻訳され、さらに修飾を受けてプレプロインスリンからプロインスリンに変化し、ゴルジ装置へ運ばれる。そこでインスリンになり、分泌顆粒に含まれて血液中に放出される。

血糖値の上昇はインスリン分泌を促す最も重要な要因で、空腹時血糖値が一dℓ当り九〇㎎までは一定量のインスリンが分泌されている。これを基礎分泌という。正常な場合、一dℓ当り九〇㎎を超えると、濃度に依存してインスリンの分泌が上昇し、血糖値が下がる。

ランゲルハンス島の五〜一〇％を占めるデルタ細胞からはソマトスタチンが分泌される。ソマ

図Ⅳ-8　脳幹

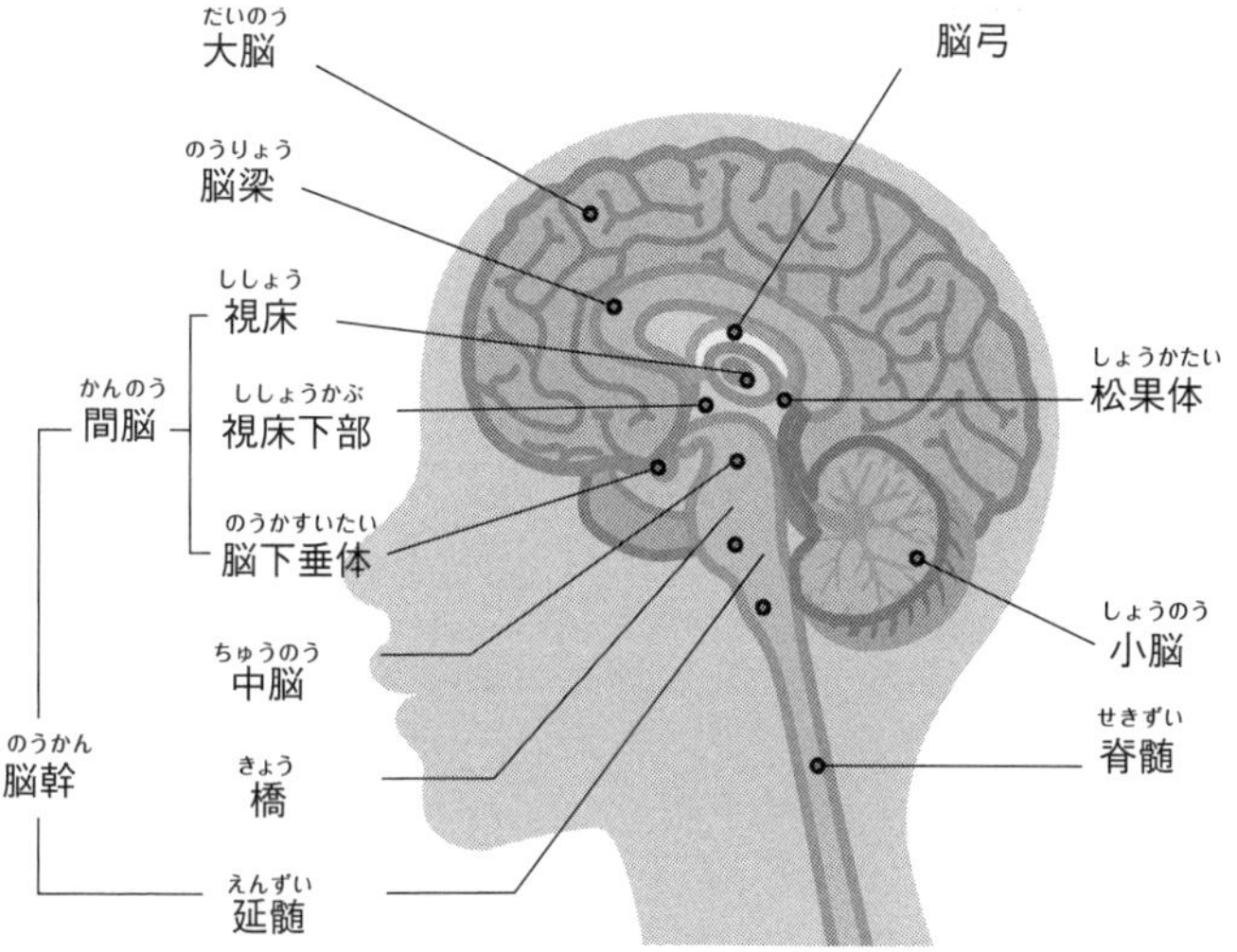

出典）日本成人病予防学会の図をもとに作成。。https://www.japa.org/mental_health/stress/body.html

トスタチンはインスリン、グルカゴン、ガストリンなどの分泌抑制作用があるが、その作用が及ぶのはデルタ細胞近傍の細胞だけだ。

膵ポリペプチドを分泌するＰＰ細胞はランゲルハンス島の僅か一％程度を占めるに過ぎない。膵ポリペプチドの分泌は低血糖で増加し、高血糖により減少する。膵液の分泌抑制作用もある。

血糖の調節

血糖値つまり血液中のブドウ糖濃度は健常な場合、血液一〇〇㎖（一㎗）当り九〇～一〇〇㎎に維持されている。食事直後は、この正常値よりもかなり高くなるだろうが、その後二時間も経てば、血糖値は正常値に戻る。

また夕食から翌日の朝食まで一二時間以上何も食べなくても、いわゆる空腹時血糖値は正常値以下には下がらない。それは体内に血糖値を調節するシステムがあるからだ。

しかしそれが破綻し、高血糖状態、たとえば一dℓ当り二〇〇mgを超えるような状態が長く続くと、糖尿病になる。また一dℓ当り六〇mg以下の低血糖になると、脳に十分なエネルギーが供給できず、痙攣や昏睡に陥ったりする。

それでは血糖値はどこで感知され、どのようにして調節されているのだろうか。

脳のうち大脳と小脳を除いた部分を脳幹という。脳幹には間脳、中脳、橋、延髄が含まれる。血糖のレベルを感知するのは間脳の一部である視床下部。視床下部は自律神経系の統合中枢で、生命維持の中核だ。図Ⅳ-8に脳幹の模式図を示す。

自律神経というのは意志とは無関係に体内の植物的機能である代謝機能、体温調節機能、心臓血管機能、内分泌機能、性機能などを支配し、自動的に調節する神経。交感神経と副交感神経がある。

まず高血糖の場合を考える。

食後、急に血糖値が高くなると、膵臓ランゲルハンス島のベータ細胞が高血糖を感知し、血糖値を下げるためにインスリンを血液中に分泌する。

血糖値を下げるために、インスリンは全身の細胞にブドウ糖の吸収を促す。この時、肝臓と筋肉では成分がブドウ糖だけのグリコーゲンという多糖類の合成が促進され、細胞内に蓄えられる。また脂肪細胞ではブドウ糖を中性脂肪に変換し、貯蔵する。

同時に、血糖値の上昇は間脳の視床下部でも感知され、副交感神経が刺激される。この刺激はやはり膵臓ランゲルハンス島のベータ細胞に伝わり、インスリンの分泌を促す。その後はすでに述べたのと同じ流れで、血糖値が下がる。

次は低血糖の場合だ。

高血糖では血糖値を下げるためのホルモンはインスリンだけだった。ところが、血糖値を上げるためのホルモンは全部で五種類もある。

その五種類のホルモンうち、四種類は肝臓に蓄えられたグリコーゲンをブドウ糖に分解し、それを血液に放出して、血糖値を上げる。そこでまず、これらのホルモンから説明する。

血糖値が低下すると、今度は膵臓ランゲルハンス島のアルファ細胞が低血糖を感知し、グルカゴンを血液中に分泌する。

同時に、低血糖の状況は視床下部でも感知されており、今度はインスリンの場合とはちがって、交感神経が刺激される。この刺激が膵臓ランゲルハンス島のアルファ細胞に伝えられ、グルカゴンの分泌を促す。

その後はすでにお話ししたように、グルカゴンの働きによって、肝臓に貯蔵されているグリコーゲンがブドウ糖に分解され、血液中に放出されて、血糖値が上がる。

スポーツや格闘など身体的・精神的に高揚する状況下で、視床下部により先ほどとは別の交感神経が刺激されると、副腎の髄質からアドレナリンが血液中に分泌される。アドレナリンもグルカゴンと同様の作用により、血糖値を上げる。

三つ目は成長ホルモン。視床下部から成長ホルモン放出ホルモンが分泌されると、脳下垂体前葉から成長ホルモンが分泌されて、血糖値が上がる。

四つ目のホルモンがサイロキシン（チロキシン）。視床下部から甲状腺刺激ホルモン放出ホルモンが分泌されると、脳下垂体前葉から甲状腺刺激ホルモンが分泌される。甲状腺刺激ホルモンが甲状腺を刺激すると、甲状腺ホルモンであるサイロキシンの分泌が促進される。サイロキシンはグリコーゲンをブドウ糖に分解するだけではなく、小腸からのブドウ糖の吸収も高めて、血糖値を上げる。

五つ目のホルモンは、これまでの四つのホルモンとは血糖値の上げ方がまったく異なる。視床下部から副腎皮質刺激ホルモン放出ホルモンが血液中に分泌されると、脳下垂体前葉から副腎皮質刺激ホルモンが分泌される。副腎皮質刺激ホルモンにより副腎皮質から、糖質コルチコイド（グルココルチコイド）が分泌される。

グルココルチコイドは全身の筋肉のたんぱく質をアミノ酸に分解し、この章の最後で説明する糖新生というメカニズムにより、ブドウ糖の合成を促し、血糖値を上げる。

血糖値を下げるホルモンはインスリンしかないのに、血糖値を上げるホルモンが五種類もあるのは高血糖に比べて、低血糖がいかに危険かという事実を物語っている。しかし原因はそれだけではない。

人類の歴史の中で、今日のような飽食の時代は極めて稀だった。食べるものがなく、食物を求めて、何日もさまよう狩猟採集時代には低血糖に対処する術がなければ、死ぬしかなかった。この時、生命を維持するのに、低血糖を改善する幾重もの方法が必要だった。

血糖値コントロール・システムに、そんな人類の歴史が垣間見える。

しかし現在のような飽食の時代にあっては、多くの国民の血糖値は常に高い状態にあるだろう。血糖値を正常範囲に維持するには不断のインスリン分泌が不可欠であり、そのために膵臓ランゲルハンス島のベータ細胞が酷使され、悲鳴を上げているにちがいない。

今の我が国の状態であれば、すでに指摘されているように、糖尿病が国民病になっても何の不思議もない。

血糖値が正常状態に回復すると、その状況は視床下部が感知し、視床下部はホルモンの過剰分泌を停止する。結果として、脳下垂体前葉も過剰なホルモン分泌をストップするので、血糖値を直接コントロールしているそれぞれのホルモンの過剰な分泌も終了する。

また、交感神経も副交感神経も各々の過剰な刺激を停止するし、膵臓ランゲルハンス島のアルファ細胞とベータ細胞の機能も定常状態に戻る。

このようにして、健常な状態では血糖値は常に正常範囲内に収まるようにコントロールされている。次の項ではグリコーゲンの分解と糖新生について、少し詳しく説明する。

グリコーゲンの体内貯蔵量と分解

血糖値を下げるインスリンの働きなどにより、余分なブドウ糖は肝臓や筋肉にグリコーゲンとして蓄えられる。したがって、グリコーゲンの構成成分はブドウ糖だけだ。

グリコーゲンは体内にどのくらい貯蔵されているだろうか。

まず肝臓。

肝臓には組織重量当り最大で約八%までグリコーゲンが貯蔵できるそうだ。成人の場合、肝臓の重量は一～一・五kgだから、貯蔵できるグリコーゲンの量は八〇～一二〇gになる。両者の中間をとって、肝臓のグリコーゲン量を一〇〇gとする。

次は筋肉。

筋肉にはやはり組織重量当り約一%までグリコーゲンが貯蔵できるらしい。脂肪以外の体重の半分を筋肉量とすると、体重が六〇kg、体脂肪率が二二・五%の人の場合、筋肉量は二三・三kgになる。

すると筋肉に貯蔵されているグリコーゲン量は最大で、二三三gになる。

また肝臓と筋肉以外の腎臓などに貯蔵されているすべてのグリコーゲン量を一〇gとすると、この人の体内にはトータルで三四三gのグリコーゲンが貯蔵されている。

一般に、肝臓には一〇〇g前後、筋肉には二〇〇～四〇〇g程度のグリコーゲンが蓄えられているると考えていいようだ。その他の臓器や組織のグリコーゲン量は肝臓と筋肉に比べると、相当に少ない。

血糖値が低下した場合、体内に蓄えられているグリコーゲンがブドウ糖に分解されて、血液中に放出される。しかし血糖値の改善に寄与するのは肝臓と腎臓に貯蔵されているグリコーゲンであって、筋肉に蓄えられているグリコーゲンではない。

まず肝臓と腎臓でのグリコーゲンの分解について説明する。

サイトゾルでのグリコーゲンの加リン酸分解により、グリコーゲンの末端から一分子ずつブドウ糖が遊離する。この時、生じるグルコース‐1‐リン酸は異性化により、解糖系中間代謝物のグルコース‐6‐リン酸に変換される。

次にグルコース‐6‐リン酸トランスロカラーゼにより、グルコース‐6‐リン酸はサイトゾルから小胞体内腔に取り込まれる。小胞体膜に存在するグルコース‐6‐リン酸ホスファターゼがグルコース‐6‐リン酸を加水分解し、ブドウ糖と無機リン酸にする。

グリコーゲンの分解からブドウ糖産生への反応には、エネルギーすなわちATPは不要。

小胞体から再び、サイトゾルへ移送されたブドウ糖はグルコーストランスポーター2（GRUT2）の働きで、血液中に放出され、血糖となる。

肝臓と腎臓で、グルコース‐6‐リン酸をブドウ糖に変換できるのはグルコース‐6‐リン酸ホスファターゼが存在するからだ。

しかし筋肉にはこの酵素は存在しない。そのために筋肉では、グルコース‐6‐リン酸はそのまま解糖系で代謝される。だから筋肉すなわち骨格筋は血糖に依存せず、自前のグリコーゲンをエネルギー源としてATPが産生できる。

運動時には多量のエネルギーつまりATPが早急に必要だ。故に解糖系で生成したピルビン酸をミトコンドリア・マトリクスのクエン酸回路へ輸送する時間的余裕はない。そのために筋肉のグルコース‐6‐リン酸はサイトゾルの解糖系で、乳酸にまで代謝される。

その後、乳酸は血液中に放出されて、肝臓に運ばれ、ブドウ糖合成の基質になる。この点については次の糖新生の項の最後で説明する。

肝臓や腎臓に貯蔵されているグリコーゲンは絶食の際、約二〇時間にわたって、解糖系をエネルギー源としている組織、主に脳と赤血球にブドウ糖を供給する。しかしその状態が二四時間も続くと、グリコーゲンは枯渇してしまう。

肝臓や腎臓に蓄えられているグリコーゲンが減少し始めると、それを引き継ぐように糖新生がスタートする。

糖新生

人や動物には体内で合成できる栄養素と合成できない栄養素がある。合成できない栄養素には必須という言葉がつけられる。例えばたんぱく質の場合には必須アミノ酸があり、脂質には必須脂肪酸がある。ところが必須糖質という言葉はない。

つまり糖質はすべて体内で、生合成可能だ。だから食事で糖質を摂取しなくても、たんぱく質と脂質を十分に食べていれば、糖質不足にはならない。血糖値が低下しても、健康であれば、体内でブドウ糖が産生されるので、何の心配もない。

それではどのようにして、ブドウ糖は体内で生合成されるのだろうか。それが糖新生というシステムだ。人や動物はこの糖新生というシステムにより、ブドウ糖を産生して低血糖を回避し、生命を維持できる。

糖新生を簡単に言うと、解糖系とは逆方向に反応を進めて、解糖系の最初の物質であったブドウ糖をつくる代謝経路になる。しかし解糖系の逆行と言っても、糖新生経路では解糖系で働いていない五種類の酵素が必要だから、容易ではない。糖新生経路については巻末の解説を参照。

糖新生とは人や動物がグルカゴンやグルココルチコイドなどのいわゆるインスリン拮抗ホルモンによる糖新生系遺伝子発現の増加により、ピルビン酸、乳酸、糖原生アミノ酸、プロピオン酸、グリセロールなどの糖質以外の物質からブドウ糖を産生する手段・経路だ。ここでは、これらの原料について少し説明する。

糖新生の原料になるのは、すでにお話しした解糖系とクエン酸回路の代謝中間体、つまり、これらの代謝経路の途中に存在する物質と、それらの代謝中間体に変換可能なアミノ酸（これを糖原生アミノ酸という）などだ。ただし脂肪酸とアセチル補酵素Aは原料にはならない。

まず、糖新生の主原料である糖原生アミノ酸から説明する。

天然のたんぱく質やペプチドは二〇種類のアミノ酸で構成されている。細菌や植物は二〇種すべてのアミノ酸を自身の体内で生合成できる。

しかし動物では、その約半数のアミノ酸は体内で生合成できない。それらは必須アミノ酸と呼ばれ、食べ物から補充せねばならない。

人の必須アミノ酸はバリン、ロイシン、イソロイシン、トレオニン、リジン、メチオニン、フェニルアラニン、トリプトファンの八種類だ。体内で生合成できるが、不足するアルギニンとヒスチジンを必須アミノ酸に含める場合もある。

これら一〇種の必須アミノ酸のなかで、糖原生アミノ酸はバリン、イソロイシン、トレオニン、メチオニン、フェニルアラニン、トリプトファン、アルギニン、ヒスチジンの八種類。

必須アミノ酸以外の糖原生アミノ酸はアスパラギン、アスパラギン酸、アラニン、グリシン、グルタミン、グルタミン酸、システイン、セリン、チロシン、プロリンの一〇種類で、八種類の必須アミノ酸と合わせると、全部で一八種類になる。

だから二〇種類のアミノ酸のなかで、糖原生アミノ酸でないのは必須アミノ酸のロイシンとリジンだけだ。

糖原生アミノ酸で、解糖系のピルビン酸に代謝されて、糖新生経路に入るのがトリプトファン、アラニン、スレオニン、グリシン、セリン、システインの六種類。

クエン酸回路の代謝中間体の中で、最初に糖新生に関わるのはアルファケトグルタル酸だが、この回路の中で、アルファケトグルタル酸に代謝されて、糖新生経路に入るのがアルギニン、プロリン、ヒスチジン、グルタミン、グルタミン酸の五種類。

同様に、スクシニル補酵素Aとして、糖新生経路に入るのがバリン、スレオニン、イソロイシン、メチオニンの四種類。

フマル酸に代謝されて、糖新生経路に入るのがフェニルアラニンとチロシン。オキザロ酢酸に代謝されて、糖新生経路に入るのがアスパラギンとアスパラギン酸。

以上がブドウ糖の生合成に関与する糖原生アミノ酸。

次の糖新生原料はグリセロール（グリセリン）。

トリグリセリドすなわち中性脂肪が消化されると、脂肪酸とグリセロールに分解され、体内に吸収される。吸収された後、再びトリグリセリドになり、中性脂肪として脂肪組織などに蓄えられる。

低血糖状態になると、トリグリセリドが再びグリセロールと脂肪酸に分解される。分解後、肝臓に運ばれたグリセロールはまずグリセロールキナーゼの働きで、グリセロール‐３‐リン酸に変化し、その後、ジヒドロキシアセトンリン酸に代謝される。

ジヒドロキシアセトンリン酸がフルクトース‐１、６‐２リン酸に変化すると、ここから糖新生経路に合流して、ブドウ糖への流れが始まる。

最後は乳酸。

乳酸は解糖系の最後にピルビン酸から作られる。だから乳酸はまず、乳酸脱水素酵素の働きによりピルビン酸に変換される。ピルビン酸はミトコンドリア・マトリクスのクエン酸回路経由でホスホエノールピルビン酸になり、糖新生経路に入る。

グリコーゲンの加リン酸分解によるブドウ糖の産生にはエネルギーすなわちATPは不要だった。しかし糖新生経路でのブドウ糖産生にはエネルギーが必要だ。ではどのくらい必要なのだろうか。それはどの中間代謝物から糖新生経路に入るかによる。

たとえば、一分子のブドウ糖を産生するのに、ピルビン酸からスタートすると、六分子のATPが必要だし、オキザロ酢酸からだと、四分子のATPが消費される。

二〇時間を超える飢餓時、蓄えていたグリコーゲンが枯渇してくると、人は自分の骨格筋のタンパク質を分解して、アミノ酸にし、糖新生の材料にする。我が身を削っても、生命を守る。それは飽食・過栄養の現代では、身体に刻み込まれた遠い昔の遺産かもしれない。

しかしそのシステムをうまく活用すれば、国民病と言われている糖尿病だけでなく、社会問題となっている認知症、それに癌や心疾患、脳血管疾患などの予防と治療に生かせるにちがいない。

第五章　インスリン抵抗性とは

インスリン抵抗性とは血中インスリン濃度が十分高いにもかかわらず、その割には血糖値が下がらない状態。つまり、健常人でみられるのと同程度のインスリン作用を発揮するのに必要なインスリンレベルが、健常人のレベルをはるかに上回る状態。インスリンの効き具合が悪くなっているので、高血糖状態が続き、結果として糖尿病に至る。

一方、インスリン作用の分子メカニズムが細胞内シグナルレベルで明らかになるとともに、インスリン抵抗性も、そのプロセスの異常として捉えられるようになった。

インスリンの重要な標的臓器が筋肉、脂肪組織、肝臓から、膵ランゲルハンス島ベータ細胞と脳にまで広げられ、それぞれの臓器・組織が血糖やエネルギー代謝に重要な役割を演じている事実が解明されてきた。

それに伴い、個体としてのインスリン抵抗性も、どの臓器でのインスリン抵抗性がどの程度であるかを評価する必要が生じた。モデル動物における臓器別研究では、一つの臓器のインスリン抵抗性が全身のインスリン抵抗性であるかのように説明されている。

しかし人の糖尿病やメタボリックシンドロームでは、インスリン抵抗性を一つの臓器の問題として論ずるのは難しい。

それは一五年ほど前に注目され始めた現象で、一つの臓器のエネルギー代謝やインスリン感受性の変化が血液中のケミカルメディエーターや神経系を介して、他の臓器にも伝達されるというもの。つまり臓器間での相互のクロストークがあり、相互に影響を与え合っているという現象だ。

そのために、全身のインスリン抵抗性を臓器ごとに区別して、評価できなくなった。

たとえば、糖尿病治療薬のチアゾリジン誘導体は、もともと脂肪組織をターゲットとするインスリン抵抗性治療薬だった。ところが、チアゾリジン誘導体は脂肪組織だけでなく、骨格筋のインスリン感受性も改善する。

また、肝臓をターゲットとする糖尿病治療薬であるビグアナイド剤も同様に、骨格筋のインスリン抵抗性の改善にも効果を発揮する。

現在のところ、糖尿病の治療には、筋肉におけるブドウ糖の取り込みと肝臓におけるブドウ糖の放出制御が血糖コントロールの要であり、筋肉と肝臓のインスリン抵抗性の改善が不可欠だ。

実際、全身のインスリン抵抗性は筋肉と肝臓におけるインスリン抵抗性が複合している、と考えられる。

糖尿病はインスリン作用不全により発症する疾患だが、その九〇%以上を占めるⅡ型糖尿病ではインスリン抵抗性とインスリン分泌障害の複合影響により、インスリン作用不全となっている。

ここではまず、インスリン抵抗性発症のメカニズムについて説明する。

糖尿病におけるインスリン抵抗性発症の本体はいまだ、解明されていない。しかし様々の要因の関与が考えられている。たとえば過食・摂取栄養組成異常や運動不足などの生活習慣、脂質代謝異常、高血糖、加齢、肥満・内臓脂肪増加などだ。

経静脈的に投与されたブドウ糖の末梢組織へのインスリン依存性の取り込み能により、骨格筋のインスリン感受性が評価される。骨格筋のブドウ糖取り込み能障害はⅡ型糖尿病の最も初期から認められる異常の一つで、糖尿病発症と密接に関連すると考えられている。

またインスリンを持続的に注射して、血液中のインスリン濃度を一定にして行うグルコースクランプ検査から、インスリン依存性のブドウ糖産生抑制能により、肝臓のインスリン感受性が判定される。

高血糖そのものにより、もともと存在するインスリン抵抗性やインスリン分泌障害が憎悪する悪循環を形成し、高血糖状態をさらに悪化させる病態は糖毒性と言われ、古くより知られる臨床概念だ。糖尿病における、インスリン抵抗性の原因の一つと考えられている。

これは高血糖によりヘキソサミン経路が活性化され、インスリン抵抗性が惹起されるのだが、肥満していない糖尿病患者の多い我が国では、このような糖毒性を介する糖尿病発症が多いのかもしれない、糖毒性の詳細は巻末の解説を参照。

脂肪毒性

肉や牛乳、卵といった動物性食品に多く含まれ、常温で固まるため血液をドロドロにする飽和脂肪酸の摂取過剰と運動不足が肥満とインスリン抵抗性を増大させるという疫学的事実、筋肉内の脂肪含量の増加や脂肪肝がインスリン抵抗性に合併しているという臨床知見などから、臓器における脂肪毒性機序のインスリン抵抗性への関与が推測される。

図Ｖ-1　メタボリックシンドロームも糖尿病も粥状硬化症も病態基盤はインスリン抵抗性にある

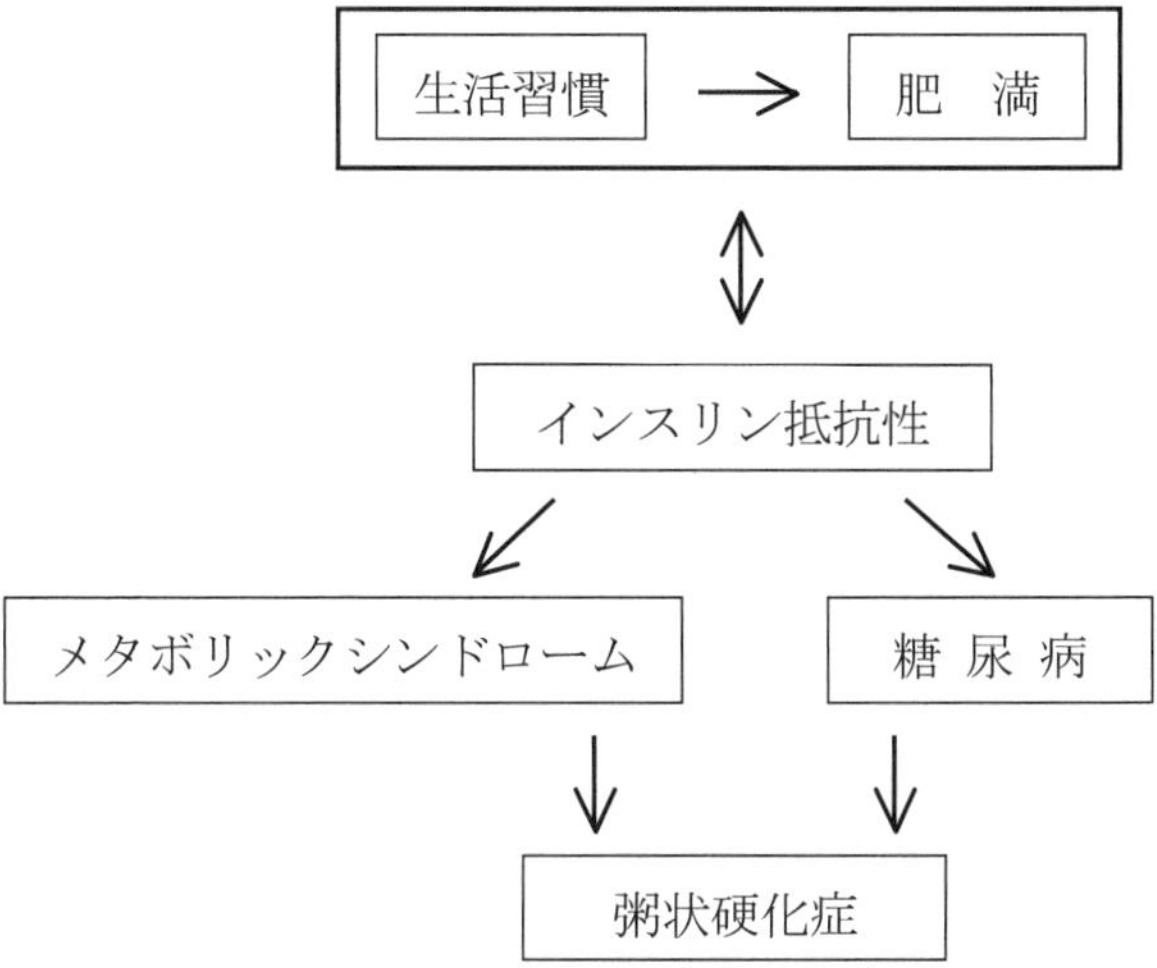

それに肥満がインスリン抵抗性を伴うのは、よく知られた事実でもある。

それでは肥満がインスリン抵抗性を惹起しているのだろうか？　それとも肥満を起こすようなエネルギーバランスの破綻が同時に、インスリン抵抗性を引き起こしているのだろうか？　結論はなかなか出せない。

しかし最初に肥満ありきという考えよりも、肥満を起こすようなエネルギーバランスの破綻がインスリン抵抗性を引き起こし、内臓脂肪型肥満や糖尿病、メタボリックシンドロームや動脈に脂質が沈着し、血管の表面に黄色の粥状《じゅくじょう》物を生じる粥状硬化症など生活習慣病の原因になるという考えのほうが受け入れやすい。

それを図示すると、図Ｖ－１になる。

粥状硬化症の成因とメカニズムについては、第六章で説明する。

インスリン抵抗性を最も引き起こしやすい病態は肥満だ。肥満とは脂肪組織量が増加した状態と定義される。しかし脂肪細胞の分化は思春期以降、生理的にはそのスピードが著しく低下する。したがって、生活習慣病の原因となる肥満はもっぱら、すでに存在する脂肪細胞の肥大によって生じると考えられる。

脂肪細胞はエネルギー源としてのトリグリセリド、すなわち中性脂肪を貯蔵するので、当然、肥満の原因になるが、それだけではない。アディポカインと総称される生理活性物質を分泌し、全身のエネルギー代謝に影響を与える内分泌細胞としての機能も保持している。

アディポカインには糖尿病、高脂血症、高血圧症などの生活習慣病や動脈硬化を促進する物質と、逆にそのような作用を抑制する物質の両方が含まれる。

たとえば肥満により肥大した大型脂肪細胞から分泌されるアディポカインには腫瘍壊死因子アルファ、レジスチン、プラスミノゲン活性化因子阻害因子、アンギオテンシノゲンなどがあるが、これらは前者の生活習慣病や動脈硬化を促進する物質に属する。

腫瘍壊死因子アルファやレジスチンはインスリン抵抗性を惹起するので、糖尿病の発症に関与する。またプラスミノゲン活性化因子阻害因子は血液凝固系を活性化するので、血栓や動脈硬化の形成を促進する。アンギオテンシノゲンは血圧を上昇させる。

一方、肥大していない小型脂肪細胞からはレプチンやアディポネクチンなどが分泌されるが、これらは後者に属し、生活習慣病や動脈硬化の発症を抑制する。

レプチンは視床下部の受容体に作用して、食欲を抑制する。アディポネクチンは組織における脂肪酸の燃焼を増加させるとともに、エネルギー消費を増やして組織内中性脂肪含量を下げる。さらにブドウ糖の取り込みを促進して、インスリン感受性を改善する。

インスリンシグナルの解明により、インスリン抵抗性の分子メカニズムはインスリンシグナルにおける連続的相互作用の障害として説明される。インスリンシグナルの連続的相互作用における障害の始まりは血液中アディポカインのバランス異常による、炎症シグナルだ。

肥満により、肥大した大型脂肪細胞が増えると、その細胞から分泌される炎症性アディポカインである腫瘍壊死因子アルファの血液中濃度も上昇する。一方で、小型脂肪細胞は減少するので、アディポネクチンの血液中濃度は低下する。

インスリン標的臓器の細胞膜に存在する腫瘍壊死因子アルファ受容体に、血液中濃度の高くなった腫瘍壊死因子アルファが結合すると、その炎症シグナルにより、サイトゾルに存在するＪＮＫというたんぱく質をリン酸化する酵素が活性化される。

インスリン受容体やそれと結合しているインスリン受容体基質、あるいはそれ以降の細胞内シグナルを担っている様々な分子はチロシンという特定のアミノ酸のリン酸化を介して、インスリンのシグナルを細胞内に伝達し、インスリン作用を発現する。

ところが、腫瘍壊死因子アルファによる炎症や、後でお話しする小胞体ストレス、ミトコンドリアストレスなどのストレスにより活性化されるＪＮＫなどのたんぱく質リン酸化酵素はチロシンではなく、セリンという別のアミノ酸をリン酸化する。

正常な状態でのチロシンではなく、セリンがリン酸化されるために、それ以降のインスリンシグナル伝達系が作動せず、インスリンの働き具合が悪くなる。そのためにインスリン標的臓器のインスリン抵抗性が引き起こされる。

インスリン抵抗性の状態では、肥大した脂肪組織の過剰になった脂質が溢れ出し、分解されるので、血液中の中性脂肪が増えるとともに、肝臓や筋肉などへの、どのような物質とも結合していないフリーの遊離脂肪酸の供給が増加する。

さらにインスリン抵抗性の状態では、細胞の表面に存在し、細胞内への分子の取り込みを行う特種な膜たんぱく質の発現が亢進しており、遊離脂肪酸はその膜たんぱく質を介して、細胞内に取り込まれ、濃度が上昇する。

遊離脂肪酸の中でも、二重結合のない高級飽和脂肪酸であるパルミチン酸やステアリン酸は炎症と遺伝子レベルでプログラムされた細胞死であるアポトーシスを誘導し、強力な毒性作用を発現する。

近年、非アルコール性脂肪性肝疾患（ＮＡＦＬＤ）や非アルコール性脂肪性肝炎（ＮＡＳＨ）の原因として、過剰になった脂質の有毒作用、いわゆる脂肪毒性が注目されている。脂肪毒性の原因は肝細胞などに蓄積する中性脂肪、トリグリセリドの量ではなく、特定の脂質が有害である結

図Ⅴ -2　内臓脂肪型肥満によるインスリン抵抗性と脂肪毒性

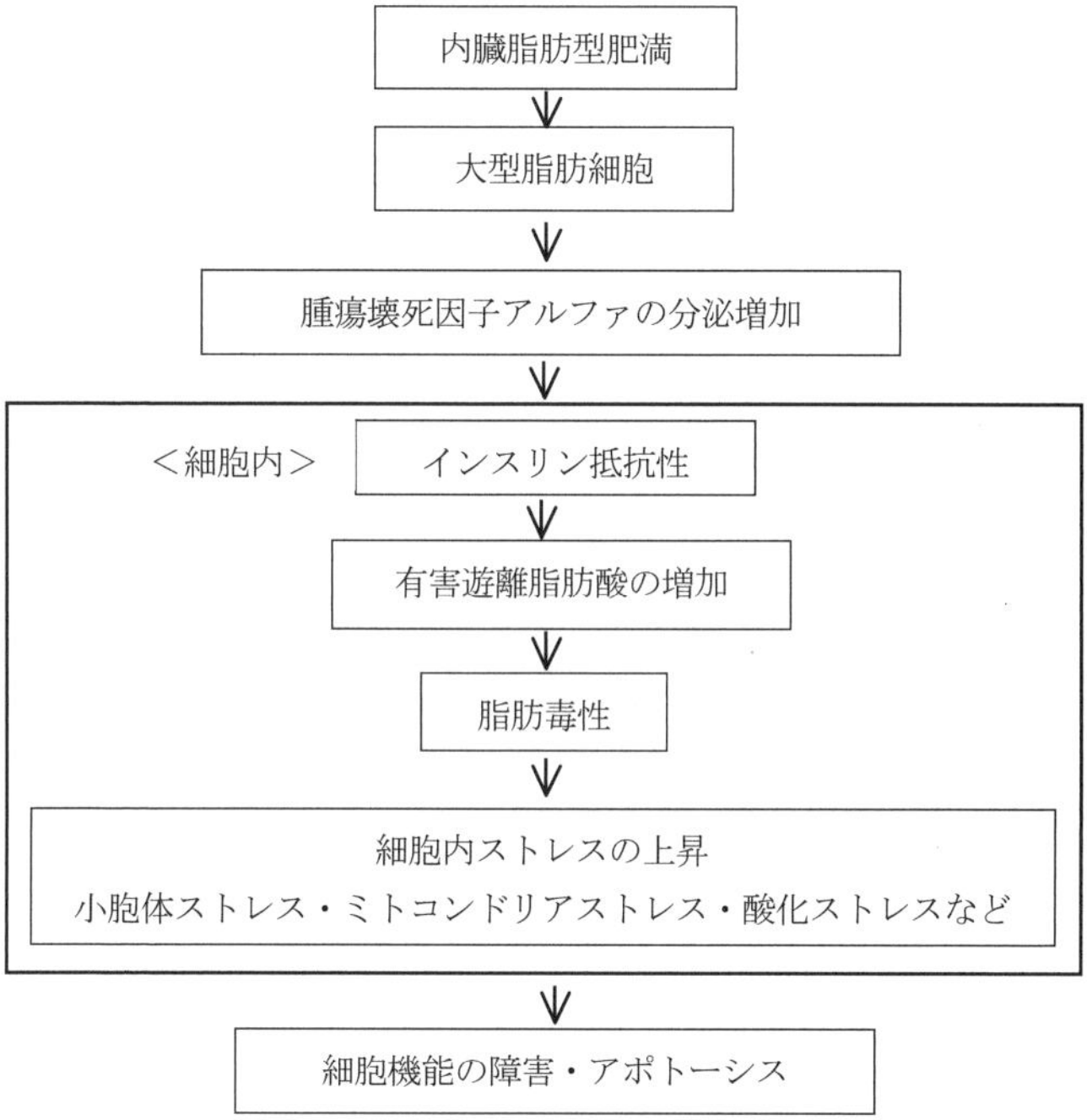

果を示す研究が増えている。特にパルミチン酸が注目されている。

一方で、二重結合のある高級不飽和脂肪酸は肝細胞などからの脂肪除去に寄与する。これらの脂肪酸の中で、リノール酸、リノレン酸、アラキドン酸は人の体内で合成されないので、食物から摂取せねばならない必須不飽和脂肪酸だ。ビタミンFとも言われる。

すなわち脂肪蓄積と脂肪毒性は同義ではなく、細胞内にパルミチン酸のような有害な脂肪酸の蓄積する状態が脂肪毒性の原因となる。

脂肪毒性の一般的なメカニズムは、まずパルミチン酸のような有害な脂質の細胞内濃度が上昇すると、それがストレスとなって、小胞体やミトコンドリアなど細胞小器官の生理と機能に悪影響を及ぼす。さらにパルミチン酸のような脂質は細胞の正常な代謝経路を阻害し、炎症のシグナル伝達経路を活性化する。結果として、細胞小器官の機能不全から細胞全体の障害となり、最終的にはアポトーシスを引き起こす。

その様子を図示すると、図Ⅴ-2になる。ここからは細胞小器官のストレス発症のメカニズムと、その影響について説明する。

小胞体ストレス

小胞体では、大部分の膜たんぱく質や分泌たんぱく質の折りたたみなど翻訳後修飾が行われており、たんぱく質の組み立て工場だ。細胞内で生合成される総たんぱく質の約三〇％が小胞体内で、何らかの翻訳後修飾を受けて、完成形へと近づく。

一方、細部内カルシウムの貯蔵器官でもあり、カルシウムを介したシグナル発信基地としての役割もある。たんぱく質の翻訳後修飾やカルシウムシグナリングの制御は実に厳密に行われており、それによって生命の恒常性が保たれている。

ちなみに膵臓ランゲルハンス島ベータ細胞（以下、膵ベータ細胞と略）からのインスリン分泌の直接の刺激は細胞内カルシウム濃度の上昇だ。つまり小胞体からサイトゾルへのカルシウム放出が重要な役割を担っている。

しかしひとたび、細胞内外からの刺激によって、細胞が環境の変化を察知し、小胞体機能に綻びが生じると、恒常性の維持は不可能になる。

小胞体ストレスとは細胞が様々な内的・外的環境の変化にさらされ、小胞体内腔においてたんぱく質の正常な折りたたみができなくなり、結果として折りたたみ不良たんぱく質が小胞体内腔に蓄積していく状態を言う。

小胞体ストレスの生じる要因として、一般的には栄養飢餓、細胞内カルシウム濃度の撹乱、低酸素、変異たんぱく質の発現やウイルス感染が知られているが、有害脂肪酸であるパルミチン酸などの細胞内蓄積によっても惹起される。

小胞体はそのストレス状態に応じて、翻訳抑制、転写誘導、小胞体関連分解、アポトーシスという四段階でストレスに対処する。回復不可能なほどダメージを受けた細胞はアポトーシスにより、除去され、個体としての生存を図る。

小胞体ストレス応答の詳細は巻末の解説を参照。

酸化ストレス

ミトコンドリアは生体内酸素の九〇％以上を消費して、体内エネルギー源のＡＴＰを産生する細胞小器官だ。しかしこれ以外にも、ミトコンドリアは多くの細胞機能を担っている。たとえば、酸素を運搬するヘモグロビンの成分であるヘムやステロイドの生合成、細胞内カルシウム輸送、アポトーシスに寄与する。

また、ミトコンドリアの重要な機能は、反応性の極めて高い活性酸素の産生を介する細胞内シグナル伝達制御だ。ミトコンドリアで消費される酸素の数％は生理的条件下で、活性酸素に変換される。

生理的レベルのミトコンドリア由来活性酸素は、正常な細胞内シグナルとして機能するが、高レベルになると、病的作用を示す。つまり、細胞を障害する活性酸素になる。

一九五六年、ハーマンは活性酸素の産生と、それによる生体成分の障害が老化を規定する重要な因子であるという、フリーラジカル説を提唱した。

ミトコンドリアは細胞内での主要な活性酸素産生源であるため、現在、老化と活性酸素の関連がミトコンドリア研究を中心に進められている。

ミトコンドリア老化説の根拠として、次のような考えがある。

(1) 酸素の九〇％以上がミトコンドリアで消費されている。
(2) ミトコンドリアＤＮＡが活性酸素産生源の近傍に存在する。
(3) ミトコンドリアＤＮＡは情報密度が高い。つまりＤＮＡの大きさの割には、ＤＮＡに情報が詰まっている。

(4)　細胞核のDNAと異なり、ミトコンドリアDNAは活性酸素からDNAを保護するヒストンたんぱく質と結合しておらず、DNAが障害を受けた際の修復能も低い。

(5)　DNAの活性酸素による障害のレベルを示す8‐ヒドロキシデオキシグアノシンが加齢とともに、ミトコンドリアDNAで増加し、その増加の割合が細胞核DNA由来のものよりも多い。

(6)　加齢に伴い、ミトコンドリアDNAの欠失や変異が増える。

(7)　多くの動物において、ミトコンドリ由来活性酸素量と寿命の間に負の相関関係が認められる。

(8)　ミトコンドリアは活性酸素により過酸化されやすい不飽和脂肪酸に富み、生成した過酸化脂質がミトコンドリアDNAを障害する。

(9)　活性酸素がミトコンドリアDNAの転写を阻害する。

ミトコンドリア由来活性酸素の産生増加、ミトコンドリアDNA変異の蓄積増加が悪循環となって、老化を促進する大きな要因と考えられる。

ミトコンドリアは老化により機能障害を生じる細胞小器官であると同時に、老化の原因となる細胞小器官だ。

ミトコンドリア由来活性酸素は糖尿病の発症にも関与している。血管内皮細胞を高ブドウ糖状態で培養すると、ミトコンドリア由来活性酸素が増加する。

また、ミトコンドリア由来活性酸素の抑制によって、糖尿病合併症の成因に関係すると考えられている、ヘモグロビンＡ１ｃのような糖化たんぱく質の蓄積や、たんぱく質リン酸化酵素Ｃの活性が改善して、正常化する。

すでに脂肪毒性の項で、インスリン抵抗性への腫瘍壊死因子アルファの関与を説明したが、腫瘍壊死因子アルファは次の方法でも、インスリン抵抗性を引き起こす。

腫瘍壊死因子アルファは肝臓で、ミトコンドリア由来活性酸素を増加させ、この活性酸素がアポトーシスシグナルを制御しているリン酸化酵素を活性化すると、ＪＮＫ（一〇三頁参照）がリン酸化される。この後は脂肪毒性の項で説明したのと同じメカニズムにより、インスリン抵抗性が惹起される。

老化にしても糖尿病にしても、これまでの話は、いずれもミトコンドリア由来活性酸素による酸化ストレスが原因となっている。ここで少し酸化ストレスについて説明する。

人を含む地球上の多くの動植物は、空気中の酸素を取り入れ、酸化によって得たエネルギーで生命を維持している。取り入れた酸素の大部分はすでにお話ししたように、ミトコンドリアでＡＴＰ産生に利用されるのだが、その過程で種々の活性酸素が発生する。

活性酸素には、ヒドロキシラジカル（・ＯＨ）などのように、原子核の電子軌道にある対電子のうちの一つが欠けた不対電子を持つフリーラジカルタイプと、過酸化水素などの非ラジカルタイプの二種類がある。

活性酸素の代表的なものには、スーパーオキシド、過酸化水素、ヒドロキシラジカル、一重項酸素、一酸化窒素などがある。これらは電位的に不安定で、反応性が高く、結果として、DNA、たんぱく質、脂質などを酸化して、機能障害を引き起こす。

活性酸素はまた、喫煙、紫外線、放射線、大気汚染などの環境因子によっても産生される。

一方、生体は活性酸素に対して、抗酸化による防御機能を持っている。活性酸素の消去や活性酸素を他の物資に変換したりして、抗酸化作用を発揮する。

抗酸化酵素の代表として、スーパーオキシドジスムターゼ、カタラーゼが挙げられ、スーパーオキシドジスムターゼはスーパーオキシドを過酸化水素と酸素に変換する。生じた過酸化水素はカタラーゼによって、酸素と水に分解される。

また過酸化水素はグルタチオンペルオキシダーゼによって、還元型グルタチオンと反応し、水と酸化型グルタチオンになり、無毒化される。

その他、抗酸化物質としてはグルタチオン、チオレドキシン、ビタミンC，ビタミンE、システイン、尿酸、ビリルビンなどがある。抗酸化たんぱく質としては、アルブミン、フェリチンなどが知られている。

これらの酸化反応と抗酸化反応のバランスが、何らかの要因で崩れ、酸化反応優位に傾いた状態を酸化ストレスと言い、癌、糖尿病、高血圧、動脈硬化などの生活習慣病のほか、心疾患、消化器疾患、呼吸器疾患、腎疾患、神経疾患など多くの疾患と深く関連している。

酸化ストレス状態を評価する方法として、種々の酸化ストレスマーカーの測定が可能だ。たとえば、DNA障害の程度は、すでにお話しした8‐ヒドロキシデオキシグアノシンの測定により、評価できる。脂質の酸化状態の評価には、4‐ヒドロキシ‐2‐ノネナール、マロンジアルデヒド、酸化低密度リポたんぱく質が挙げられる。

また、酸化ストレス消去系であるスーパーオキシドジスムターゼ、カタラーゼ、グルタチオンペルオキシダーゼなどの抗酸化酵素活性の測定、グルタチオン、チオレドキシン、ビタミンC、ビタミンEなどの抗酸化物質の濃度レベルも間接的に、酸化ストレスの状態を反映する。

以上のように、高ブドウ糖状態などが原因で、電子伝達系成分の活性が増強され、ミトコドリアは自身の産生する活性酸素により、酸化ストレスにさらされ、機能障害に陥る。それは取りも直さず、ATP産生の低下と生理的に必要な活性酸素の低下につながる。

この悪循環が加齢過程の中心的な機序と考えられており、エネルギー減と細胞内シグナル伝達の異常から、細胞死、老化への道と続く。このような悪循環過程はまた、糖尿病でも同様と考えられている。

人を含めた地球上の多くの生き物は、酸素を利用して、生命活動を維持している。酸素なしには五分も、生命を維持できない。だが、そのためにDNA障害が蓄積され、真綿で首を絞められるように、老化し、死に至る。

ミトコンドリアストレス

ミトコンドリアの機能を正常に保つ、もう一つ別の方法がある。それがミトコンドリアストレス応答。

環境ストレスや代謝異常は細胞内の至るところで、たんぱく質の構造異常を引き起こし、老化や老化と関連するアルツハイマー病などの神経変性疾患群などの進行を促進する。

このような異常に対して、細胞には遺伝子発現を介して、たんぱく質のホメオスタシス、つまり恒常性を維持する仕組みが備わっている。その一つがすでにお話しした小胞体ストレス応答だが、それと同様の仕組みがミトコンドリアにもあり、それがミトコンドリアストレス応答だ。

ミトコンドリアストレス応答は小胞体ストレス応答ほど、詳しく解明されていない。しかしそれでも構造の異常なたんぱく質を検知し、それに対処するための仕組みの存在は、ある程度、分かってきた。

だが、このストレス応答機構で、解決できないレベルのストレスになると、小胞体ストレスの場合と同様、アポトーシスにより回復不可能な障害を受けた細胞を除去して、個体としてのダメージを最小限に食い止めようとする。

たとえば、ある生育温度で維持されている培養細胞を、数度高い温度にさらすと、折りたたみ不良たんぱく質がサイトゾルだけでなく、ミトコンドリアや小胞体などの細胞小器官でも増加する。

この折りたたみ不良たんぱく質増加の情報は、転写因子である熱ショック因子へ伝えられ、折りたたみ不良たんぱく質の修復、分解を促進するために、熱ショックたんぱく質と呼ばれる多種類のたんぱく質群の合成が誘導される。

これは、すべての生物が持っているサイトゾルと細胞核の折りたたみ不良たんぱく質に対する適応機構であり、熱ショック応答と言われる。生合成された熱ショックたんぱく質は、サイトゾルと細胞核の折りたたみ不良たんぱく質の修復、分解を促進する。

小胞体やミトコンドリア内部の折りたたみ不良たんぱく質に対処するのが、すでにお話しした小胞体ストレス応答であり、ここで取り上げるミトコンドリアストレス応答だ。

熱ショック因子は、DNAの転写をコントロールする転写調節因子で、人の細胞でも、熱ショックたんぱく質の量を調節している。熱ショック因子は温熱ストレスだけでなく、様々なストレスによる折りたたみ不良たんぱく質を感知すると同時に、活性化される。

その活性化によって、熱ショックたんぱく質などのストレス応答たんぱく質の転写量が調節される。

しかしミトコンドリアストレス応答はこれだけではない。ミトコンドリアの内部に折りたたみ不良たんぱく質が増加すると、ミトコンドリアに局在するストレスセンサーたんぱく質が働き始める。このストレスセンサーたんぱく質と熱ショック因子が相互に協力して、折りたたみ不良たんぱく質の修復と分解を促進する。

ミトコンドリアストレス応答の詳細は巻末の解説を参照。

Ⅱ型糖尿病と膵ベータ細胞のストレス応答

Ⅱ型糖尿病は膵ベータ細胞からのインスリン分泌障害と、骨格筋や肝臓でのインスリン抵抗性が複雑に絡み合って、発症・進展する疾患だ。

インスリン分泌障害の要因としては、膵ベータ細胞の分泌機能の低下とともに、膵ベータ細胞量の減少が重要だ。

膵ベータ細胞はインスリン分泌に特化された細胞であり、多量のインスリンを合成している。ここでインスリンの産生から分泌までを考えてみる。

インスリンは未熟型のプレプロインスリンとして産生され、小胞体内でシグナルペプチド部分が切断されて、プロインスリンCとなる。

その後、プロインスリンCはゴルジ装置を経由して、分泌顆粒に移行し、そこでさらにC - ペプチド部分の切断を受けて、成熟型のインスリンとなり、膵ベータ細胞から分泌される。

このため、プレプロインスリンからプロインスリンCへの翻訳後修飾の場である小胞体に対する負荷、すなわち小胞体ストレスは通常から高い状態にある。

高血糖状態では、ミトコンドリア電子伝達系の活性化、非酵素的糖化反応などを介して、酸化ストレスが増加する。

また、膵ベータ細胞はスーパーオキシドジスムターゼなどの抗酸化系酵素の発現量がほかの組織や細胞よりも極めて低く、酸化ストレスによる障害をとても受けやすい。

さらに、膵ランゲルハンス島へは豊富な血液が供給されているが、低酸素状態では膵アルファ細胞に比べ、膵ベータ細胞の生存能が低い。これはミトコンドリアストレスに対しても、脆弱である可能性を示唆する。

すなわち、膵ベータ細胞は小胞体ストレス、酸化ストレス、低酸素ストレスなど様々なストレスに対して、この上なく脆弱な細胞だ。

このような膵ベータ細胞の特性は、当然、糖尿病の治療においても考慮されねばならない。つまり、膵ベータ細胞をできるだけ早く糖毒性から解除して、膵ベータ細胞のダメージを最小限に食い止める必要がある。

そのための手段の一つとして、早期のインスリン導入を主張しているのが、川崎医科大学糖尿病・代謝・内分泌内科の金藤秀明先生だ。

臨床では、現在、一般的にインスリン製剤での治療前に、まず様々な経口血糖降下剤による治療が先行する。その後、それらの薬剤での十分な血糖コントロールが不可能になってから、インスリン製剤が使用される傾向にある。

しかしこのように、インスリン療法を最後の手段として温存していると、その間に糖毒性などのために、膵ベータ細胞は障害を受け、疲弊し、機能が大幅に低下するとともに、アポトーシスにより細胞数も減少してしまう。

このような状態になると、インスリンを使用しても、もはや、内因性の膵ベータ細胞機能の回復は望めない。

こうした状況を回避するためには、血液中や尿中にCペプチドなどが存在し、内因性膵ベータ細胞機能がある程度以上保たれている段階で、インスリンを導入して、膵ベータ細胞をできるだけ早く、糖毒性などから解除してやらねばならない。

また、糖尿病状態では糖毒性などのために、食後、小腸から血液中に放出され、膵ベータ細胞からのインスリン分泌を促すインクレチンというホルモンの受容体の発現が低下している状態にある。

このような状態では、当然、膵ベータ細胞も糖毒性の影響を受けており、糖尿病治療薬の中で、代表的なインクレチン製剤であるＧＩＰやＧＬＰ‐１、それにインクレチンを分解する酵素ＤＰＰ‐Ⅳを阻害する薬剤の治療効果も得られにくい。

臨床の現場でも、膵ベータ細胞機能の低下した症例では、インクレチン関連製剤による治療効果が得られにくいのは、よく経験される現実だ。

実際、インクレチン製剤を糖尿病の早期に投与するグループと、進行期に投与するグループで比較・検討すると、早期投与のほうが治療効果はかなり大きい。

また、糖毒性などのために、膵ベータ細胞機能が低下している場合には、インスリン療法などにより、まず膵ベータ細胞を糖毒性から解除し、その後にインクレチン製剤を用いたほうが、より高い有効性が得られる。

さらに、膵ベータ細胞を早期に糖毒性から解除すると、低下していたインクレチン受容体の発現が増加する。臨床でも、インスリン療法で、糖毒性を解除した後では、後で説明するナトリウム・グルコース共役輸送担体阻害剤の長期的有効性も示されている。

様々なストレスや糖毒性などに対する膵ベータ細胞の脆弱性を考慮すると、インスリン製剤、あるいはインクレチン製剤などの膵ベータ細胞保護効果を有する薬剤を、早期に投与する治療法が推奨される。

先ほど紹介したナトリウム・グルコース共役輸送担体（SGLT2）阻害薬も、糖尿病治療薬として使用されるようになった。ナトリウム・グルコース共役輸送担体は、腎臓の近位尿細管の上皮細胞尿細管腔に特異的に存在し、腎臓でのブドウ糖の再吸収を担当する。

だから、糖尿病で高血糖状態にある場合には、ナトリウム・グルコース共役輸送担体の作用を阻害して、ブドウ糖の再吸収を抑制し、尿糖として排泄してやれば、その分、血糖は下がる。

これまでの経口血糖降下薬はほとんどの場合、インスリンの分泌を促す、あるいはインスリン抵抗性を改善させるなど、インスリン作用に関連する薬剤であった。

それに対して、ナトリウム・グルコース共役輸送担体阻害薬はインスリン作用を介さずに、血糖を低下させる糖尿病治療薬だ。すなわち、ナトリウム・グルコース共役輸送担体阻害薬は膵ベータ細胞に負担をかけないで、高血糖を改善できる。

これにより、膵ベータ細胞は糖毒性から解除され、インスリン生合成、ブドウ糖応答性インスリン分泌などの膵ベータ細胞機能およびインスリン感受性の改善が期待できる。

この視点より、ナトリウム・グルコース共役輸送担体阻害薬は糖毒性を解除する手段として、極めて有用だ。

第六章　動脈硬化発症のメカニズムと糖尿病

血管の構造は他の臓器や組織に比べて単純で、構成する細胞の種類も少ない。すなわち、血管内皮細胞、血管平滑筋細胞、血管周皮細胞、血管線維芽細胞の四種類しかない。

動脈硬化、高血圧、炎症や癌細胞の浸潤による刺激など、各種の異なる刺激に対する反応も単純で、内膜肥厚か、血管壁が線維で置換されるか、あるいは腫瘤の形成が主である。

炎症反応では、リンパ球、好中球、好酸球、単球や多核巨細胞が血管壁に出現するが、炎症が鎮まり、治癒すると、内膜肥厚か線維化か腫瘤の形成で終わる。

ここで、動脈の基本構造を図Ⅵ－1に示す。

血管の共通の要素は、その内腔が必ず血管内皮細胞と呼ばれる単層で、扁平な上皮細胞によって被われている点だ。また基本的には動脈と静脈の壁は内膜、中膜、外膜の三層構造になっている。各層の状態は、その血管が置かれた状態により大いに異なる。

内膜は血管の内腔を被う血管内皮細胞と、血管内皮細胞を機械的に支持している基底膜、それにわずかな結合組織と、時として縦走する平滑筋よりなる。

中膜は輪走する平滑筋線維と弾性線維などからできており、動脈で発達している。

外膜は中膜の外側の結合組織で、外側との境界は明瞭でない。動脈と随伴する静脈を一緒に包み込んでいる場合もある。

動脈は、その特徴から弾性型動脈と筋型動脈、小動脈・細動脈に分類される。弾性型動脈は大動脈、鎖骨下動脈、総頚動脈、総腸骨動脈などで、中膜が極めて発達している。

図Ⅵ-1　動脈の基本構造

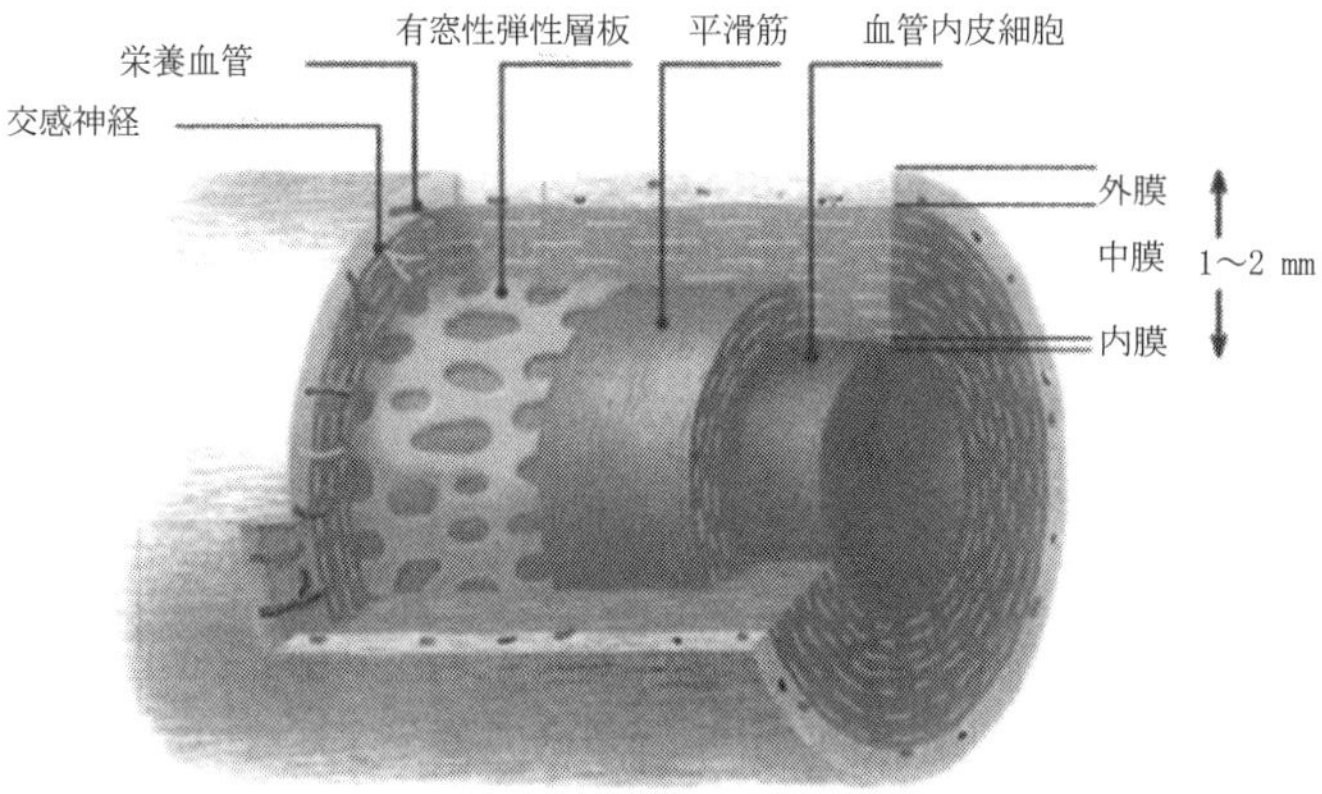

出典：www.yamaguchi-ani.com/img/kekkan_structure.jpg

図にもあるように、中膜には平滑筋細胞層の間に有窓性弾性層板が四〇～七〇層もあり、心臓の収縮時には拡張し、拡張時には自己の弾力により収縮する。

直径〇・五㎜以下の動脈は筋型の形態をとる。中膜は、ほぼ輪走する平滑筋の密な層で構成されており、中膜の内側と外側の弾性板が明瞭に発達している。

小動脈と細動脈の直径は二五～三〇〇㎛で、体を循環している血流に対する抵抗、つまり末梢抵抗の大部分の原因となっている。

一九七八年五月、私は九州大学大学院医学研究科の院生として、病理学教授の講義を聴いていた。講義は動脈硬化発症のメカニズムだった。

この時、教授は米国ワシントン大学病理学教授のラッセル・ロスが一九七六年に発表した、動脈硬化は血管内皮細胞に対する傷害の結果であるとする「傷害応答仮説」について話した。

血流による血管内皮細胞のずれに起因する傷害、いわゆるせん断破壊により、一部の血管内皮細胞が脱落すると、その脱落部位に血小板が接着し、凝集する。凝集した血小板から血管壁内部に、細胞分裂促進因子が分泌される。

細胞分裂促進因子と一緒に、血漿成分も血管壁内部に侵入する。すると、細胞分裂促進因子により活性化された中膜の平滑筋細胞が増殖し、傷害部位の血管内膜へ浸潤する。

と同時に、血管内皮細胞の傷害部位では、プロテオグリカンのような非線維性で、無構造の細胞外物質、いわゆる細胞外マトリクスやマクロファージのような遊走性細胞を含む新たな結合組織の合成が始まる。さらに、そこに存在する細胞の内部と外部に脂質も沈着する。

ロスの「傷害応答仮説」ではこのようにして、動脈硬化が発症するというのだ。私は当時、講義を聴いても、成程、そういうものなのかという程度の認識しかなかったと思う。

改めて、ロスが最初に発表した「傷害応答仮説」の論文を読んでみて、せん断破壊による血管内皮細胞の脱落という傷害は間違っているとしても、ロスの洞察力は凄いと思った。

それは血管内皮細胞の脱落傷害部位に凝集した血小板から、細胞分裂促進因子が分泌される現象を見出しているからだ。つまり、ロスは当初から、細胞分裂促進因子の存在を想定しており、そのような因子を見つけようとしていたのにちがいない。

ロスは一九九九年、粥腫《じゅくしゅ》すなわちアテロームの形成を特徴とし、大動脈および心臓の冠状動脈に病変が集中する傾向のあるアテローム性動脈硬化症は、炎症性疾患であるとする論文を発表した。すなわち、当初の「傷害応答仮説」を変更し、「粥状《じゅくじょう》硬化症‐炎症性疾患」とした。

以来、二〇年以上の歳月を経て、ロスの「粥状硬化症‐炎症性疾患」説は多くの新しい知見の蓄積もあって、広く受け入れられているようだ。

今日、その細胞分裂促進因子は血小板由来増殖因子（ＰＤＧＦ）と言われ、動脈硬化病変の形成に主導的役割を果たしている。血小板由来増殖因子は血小板だけでなく、動脈硬化に関与するマクロファージや平滑筋細胞、それに血管内皮細胞などからも分泌される。

特に、動脈硬化発症初期に、炎症を起こした動脈の内膜に集まった血小板やマクロファージなどから分泌された血小板由来増殖因子が、中膜平滑筋細胞の内膜側への遊走と内膜での増殖を惹起する主役を演じているという考えは、当時のロスの考えとほとんど同じだ。

動脈硬化には、血管壁への脂質の沈着と、それを貪食したマクロファージの浸潤・蓄積によって粥状動脈硬化巣、いわゆるプラークの形成が進行するアテロームという側面と、血管壁自体が硬化し、変性する、その名のとおりの動脈硬化という側面がある。

動脈硬化症には、これまで説明してきたアテローム性動脈硬化症と細小動脈壁の硝子様肥厚を特徴とし、時に線維素様変性を示す、高血圧との関連性の高い細動脈硬化症、さらに筋性動脈中膜の石灰化を特徴とするメンケベルク硬化症の三種類がある。

これら三種類の動脈硬化症は発生部位や形態学的にそれぞれ特徴があるが、しばしば一人の患者に同時に発症する。このうち、アテローム性動脈硬化症は頻度が高く、しかも最も重要な病変であり、単に動脈硬化症と言えば、アテローム性動脈硬化症を指す。

それでは、血液が流れているだけのように見える血管内腔に、どのような炎症が起こるのだろうか。これまでの研究によれば、酸化ストレス、糖毒性、脂肪毒性、クラミジアやウイルスなどの感染性病原体などが、血管内皮細胞の炎症の原因になっている。

これらの要因はやがて、血管局所の炎症性反応を惹起し、炎症性細胞の浸潤を伴いながら、動脈硬化の進展に寄与する。

この有様をもう少し詳しく説明するために、プラーク発症初期の様子を図Ⅵ‐2に示す。

各種の炎症により、血管内皮細胞の表面にセレクチンのような細胞接着因子や血管細胞接着分子（VCAM）、細胞間接着分子（ICAM）が発現すると、血小板、単球、リンパ球が血管内皮細胞の表面に集積して、血管内皮細胞と弱く接着する。

その後、単球とリンパ球は血管内皮細胞の表面を転がる、ローリングを始める。ローリングしながら、単球とリンパ球も活性化され、両細胞の表面に血管内皮細胞の接着分子と結合する細胞外マトリクスであるインテグリンが現れ、血管内皮細胞との接着がさらに強固になる。

血液中の単球やリンパ球は単球・リンパ球の走化性に関与する白血球遊走因子であるケモカインの受容体を発現しており、炎症部位の活性化された単球・リンパ球から産生されるケモカインに誘導されて、血管内皮細胞の炎症部位に集積する。

図Ⅵ-2　プラーク発症初期の状態

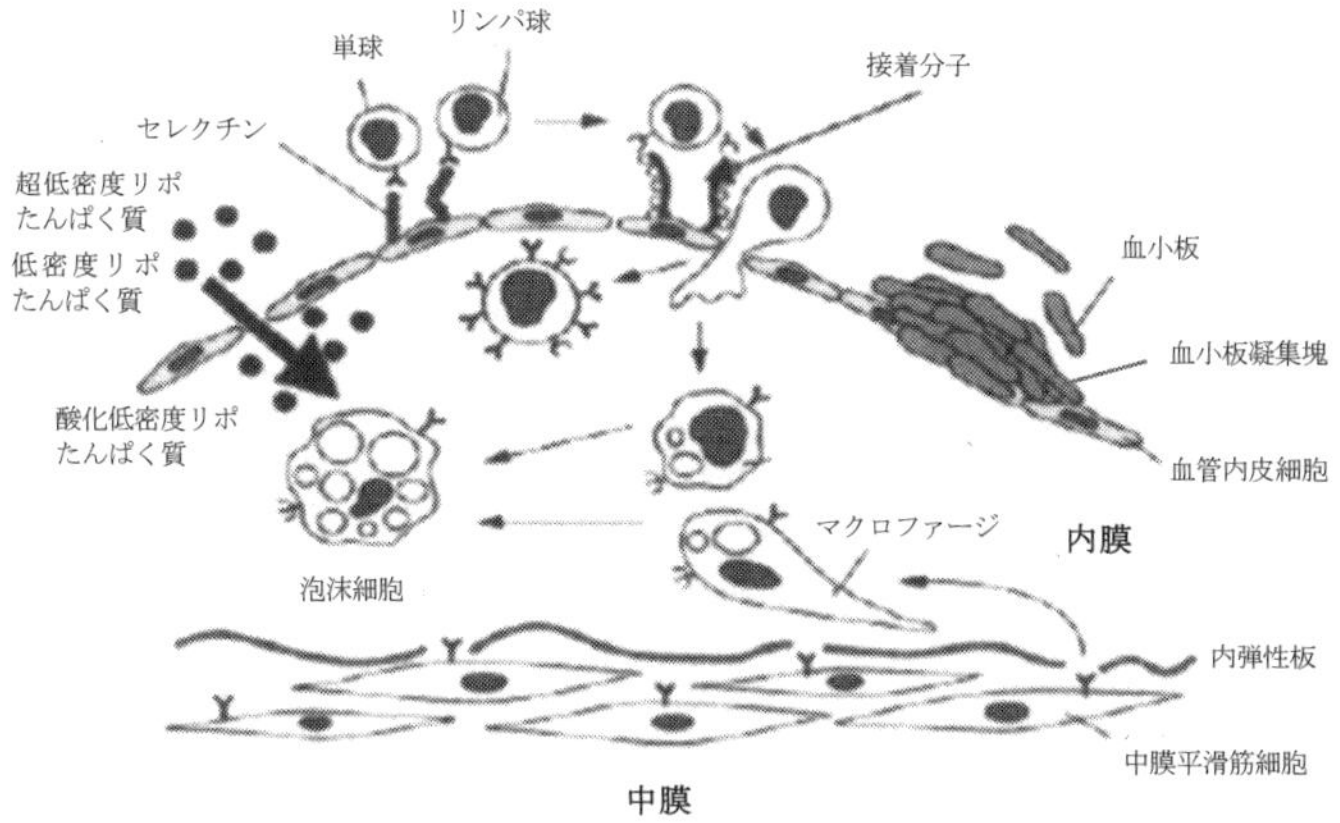

出典）谷下一夫『脈管学』46：735～741、2006。

血管壁に接着・集積した単球・リンパ球は、活性化された血管内皮細胞、血管平滑筋細胞などから産生されるケモカインなどの作用により、血管内皮細胞の内側、つまり内膜へ侵入する。

活性化された単球の作用

内膜へ侵入した単球はマクロファージに分化し、血小板由来増殖因子などを分泌する。

マクロファージは炎症への関与形式により、炎症性の古典的活性化マクロファージと、抗炎症作用を持つ代替的活性化マクロファージに分類される。

古典的活性化マクロファージはインターフエロン‐ガンマなどの炎症性サイトカインで活性化され、さらに別の炎症性サイトカインや酸化ストレスの原因となる活性酸素を産生する。

一方、代替的活性化マクロファージは炎症性サイトカインで活性化され、サイトカイン合成阻害因子である抗炎症性のインターロイキン一〇を産生する。

古典的活性化マクロファージと代替的活性化マクロファージという性質の極性は、周囲の環境の影響を受けて変化するが、動脈硬化病変では脂質成分の影響を受けて、古典的活性化マクロファージが優位となる。

血液中の脂質成分の一種である低密度リポたんぱく質（ＬＤＬ）は正常な血管でも、血管内皮細胞を経由して、内膜に浸潤するが、内膜内で代謝されるので、貯留しない。

ところが、酸化ストレスにより、活性酸素から形成される酸化低密度リポたんぱく質は代謝されずに、内膜内に貯留し、炎症部位に存在するマクロファージに貪食される。その結果、泡沫細胞となったマクロファージは増殖し、脂質コアを形成して、病変を進展させる。

活性化されたリンパ球の作用

リンパ球は主に、胸腺由来のリンパ球で細胞性免疫を担当するＴ細胞と、抗体を産生して液性免疫を担当するＢ細胞、それに抗原特異性を持たないナチュラルキラー細胞などで構成されている。人の動脈硬化病変では、全細胞成分の一〇～二〇％がＴ細胞だ。

活性化されたＴ細胞の中でも、免疫系の司令長官であるヘルパーＴ細胞の産生するインターフェロン‐ガンマには、様々な生理作用がある。

たとえば、コラーゲン線維の産生抑制、たんぱく質分解酵素の分泌亢進、接着分子の発現増強、炎症性サイトカインの発現誘導、マクロファージや血管内皮細胞の活性化などがあり、プラーク崩壊の原因にもなる。

インターフェロン‐ガンマによるプラーク崩壊のメカニズムは、次のように説明される。

インターフェロン‐ガンマにより、マクロファージのたんぱく質分解酵素の発現が誘発されると同時に、後でお話しする脱分化平滑筋細胞の増殖を抑制する。そのために、脱分化平滑筋細胞が産生する細胞外マトリクスたんぱく質であるコラーゲンの生合成も減少する。

コラーゲンは組織の維持に重要であるが、脱分化平滑筋細胞の増殖抑制によりプラーク内でのコラーゲンの産生が減少するとともに、マクロファージの放出するたんぱく質分解酵素により分解される。これらの相乗作用により、コラーゲンは一層少なくなる。

その結果、プラークの線維性被膜が脆弱化し、亀裂などが生じたりすると、プラークの崩壊につながる。このようなプラークの崩壊は線維性被膜の薄い部分や、プラークと正常組織との移行部に発生しやすい。

プラークが崩壊すると、脂質コアが直接、血液成分と接触するので、接触した部分での血液凝固システムが活性化され、血栓形成が加速度的に進行する。

同時に、血小板などから種々の血管作用物質が放出されるので、血管の自律神経性緊張が亢進する。すると、血栓形成と相まって、血流の障害、さらには血管の閉塞をもたらす。

急性心筋梗塞のような急性冠症候群の原因病変では、このような現象が起きている。血管内皮細胞の炎症部で、活性化されたヘルパーT細胞により産生されるインターフェロン‐ガンマによるプラーク崩壊は、極めて重要な問題だ。

活性化された血管平滑筋細胞の作用

平滑筋細胞は心筋や骨格筋のような横紋筋細胞と異なり、分化と言っても非可逆的な最終分化という状態ではなく、血管壁内においても容易に形質転換し、脱分化する。脱分化というのは、分化した細胞がその特徴を失い、分化する前の細胞分裂などの可能な幼若細胞の特徴を示すようになる現象。

それでは何が血管平滑筋細胞を脱分化し、マクロファージのような遊走能と増殖能、さらには貪食能まで持った細胞に形質転換させるのだろうか。

低密度リポたんぱく質の酸化は動脈硬化症患者の血漿や動脈硬化病変において、酸化低密度リポたんぱく質（酸化LDL）として、確認されている。ここで問題としている化学物質はまさに、低密度リポたんぱく質の酸化により形成されるリゾホスファチジン酸だ。

ただし、リゾホスファチジン酸に結合している脂肪酸は飽和脂肪酸ではなく、不飽和脂肪酸でなくてはいけない。つまり、不飽和脂肪酸結合リゾホスファチジン酸に血管平滑筋細胞の脱分化作用が認められる。

炎症部位の内膜に浸潤した低密度リポたんぱく質は活性酸素により酸化され、不飽和脂肪酸結合リゾホスファチジン酸を生成する。不飽和脂肪酸結合リゾホスファチジン酸が内膜と中膜の間にある内弾性板を経て、血管平滑筋細胞に到達し、刺激する。

すると、この刺激が引き金となって、血管平滑筋細胞は脱分化し、遊走能と増殖能、貪食能を獲得したマクロファージのような血管平滑筋細胞へと形質転換する。脱分化後の血管平滑筋細胞は内弾性板を通って、内膜へ遊走する。

内膜に遊走した脱分化血管平滑筋細胞は酸化低密度リポたんぱく質を貪食して、泡沫細胞になる。その後は、すでにお話しした単球の場合と同様、この泡沫細胞も増殖し、脂質コアを形成して、プラーク病変を進展させる。

不飽和脂肪酸結合リゾホスファチジン酸は、血管内皮細胞の炎症部位で活性化された血小板凝集塊からも放出される。したがって、先ほどと同様のメカニズムにより、血小板もまた、血管平滑筋細胞を脱分化し、粥状硬化病変を進展させる。

プラーク崩壊と血管新生

動脈硬化巣、特に心臓の冠状動脈硬化では、血管の新生が高い頻度で認められる。癌でもそうだが、組織が成長するためには、細胞への養分と酸素の補給は欠かせない。それはプラークが大きくなる場合でも同様だ。

という次第で、次は動脈硬化巣における血管新生とプラーク崩壊について考える。

従来、心筋梗塞や脳梗塞は動脈硬化によって高度に狭窄した病変が閉塞し、発症すると考えられていた。ところが、最近の画像診断の進歩により、半数以上の心筋梗塞は血管内腔の有意な狭窄を伴わず、虚血を引き起こさない軽度の病変が原因という事実を明らかにした。

つまり、急性心筋梗塞や不安定狭心症のような急性冠症候群の多くは、無症状のうちに進行し、動脈硬化病変に破裂や糜爛が生じ、動脈の急性血栓閉塞を引き起こして発症する。

これまでお話ししたように、動脈硬化巣つまりプラークには炎症細胞が認められ、それらの多くが活性化されている。炎症細胞の浸潤経路としては、血管内腔の炎症の起こっている血管内皮細胞に接着した後、内膜へ遊走するという経路が注目されてきた。

ところが、最近、血管外膜からの新生血管がプラーク内に侵入し、炎症細胞やプラークの性状決定に関与している、という研究結果が報告された。また、動脈硬化部位では血流量が増加しているので、動脈硬化の進展に伴い、微小な栄養血管の新生が考えられていた。

動脈硬化を基盤として発症する臓器虚血の経過の行き着くところは、側副血行路の発達による影響を受ける。実際、動脈硬化により慢性虚血（貧血）に陥った心臓や下肢では、様々のレベルの側副血行路が形成されるが、これは適応反応であり、虚血部への血流回復のためだ。

血管内皮細胞増殖因子（ＶＥＧＦ）は虚血臓器で誘導される重要な血管新生因子の一つである。

動脈硬化病変部でも血管内皮細胞増殖因子の発現が亢進しており、プラークの進展した内膜内には網目状の新生血管が増生している。

これらの新生血管はしばしば外膜の小動脈とつながっており、プラーク内のマクロファージや脱分化血管平滑筋細胞、活性化リンパ球などに養分や酸素を供給し、それらの細胞のさらなる活性化と増殖を促し、プラークの進展に寄与する。

一方で、崩壊したプラークでは炎症細胞の浸潤、プラーク内の出血、プラークの線維性被膜の菲薄化が生じており、新生血管はプラークの不安定化にも寄与している。

さらに、急性冠症候群の患者では、血液中の血管内皮細胞増殖因子などの血管新生物質濃度の高い患者ほど予後が悪いので、血管新生はプラークの進展と不安定化を促進している、と考えられる。

血流に反応する血管内皮細胞

動脈硬化が血管の分岐部に好発する傾向は一九五〇年代後半には、すでに指摘されていた。一九六〇年代後半、世界の一四カ国から一〇歳～六九歳の二万三二〇七例の冠状動脈と一〇一例の大動脈が集められ、動脈硬化に関する調査が行われた。

その結果、動脈硬化の発生機序として、局所の血流パターンの変化が問題になった。何故なら、粥状硬化の初期病変が血管分岐部の外側の血管壁、血管分岐部の入口では血流の中枢側の血管壁、それに血管湾曲部では内腔へ凸面を形成する血管壁に好発していたからだ。

血管内皮細胞は生涯を通じて血流に晒されているが、分岐部と非分岐部の血管内皮細胞には異なった血流が作用する。したがって、その血流パターンのちがいが分岐部の血管内皮細胞の機能障害を誘導し、動脈硬化の発症に大きく影響する、と考えられた。

動脈壁の三次元構造を維持したまま固定し、血管壁を透明化した後、動脈腔内に微粒子を入れた液体を入れて、微粒子の軌跡を調べ、流線図を描くと、血管の各部位における流れのパターンが観察できる。

粥状硬化好発部位では流れが遅くなったり、血管壁から剥離したり、流れに渦や逆流が生じていた。

一方、大多数の部位では流れは整然としており、血管壁に小さな凹凸などがあって流れが多少乱れても、すぐに減衰して、規則的な安定した流れが保たれた。このような部位では、粥状硬化は起こり難い。

血管壁に対して、血流は大きく分けて二つの力学的作用を及ぼす。一つは血圧による作用で、これは血管内皮面への垂直な力だ。もう一つは血流により血管内皮表面の接線方向に、かつ流れの方向に加わるシェア・ストレスで、これはせん断応力とか、ずり応力と言われる。

血圧は血管内皮細胞全体を周辺へ引っ張る張力として作用し、このストレッチによっても血管内皮細胞の機能は変化するが、ストレッチに対しては血管内皮細胞のみならず血管平滑筋細胞も大きく反応する。

ずり応力に対しては血管平滑筋細胞も反応しないわけではないが、主として血管内皮細胞が対応する、と考えられている。

ずり応力が血管内皮細胞の機能変化の原因とする考え方は、一九六八年に報告された『高ずり応力説』と、それと相反する一九七一年に発表された『低ずり応力説』が有名だ。

それぞれの説を証明するための実験的・理論的研究が行われ、興味深い論争が展開された。

高ずり応力説では、ずり応力が高いと、内膜の透過性が高まり、アテロームが生ずるというアイデアで、大動脈内のアルブミン透過性の実験やウサギに対する高脂質食投与の実験結果が、この説を支持した。

すでに述べたように、粥状硬化好発部位では血流が乱れているために、力のベクトルが多方向に向かっている。そのために、血管内皮細胞には平均的に低いずり応力が作用する。

また、ずり応力の方向やレベルが経時的に変化したり、隣り合う血管内皮細胞間で異なるずり応力が作用したりして、変化に富む。

高分子物質取り込みのずり応力依存性を検討するために、血管内皮細胞培養系で、低密度リポたんぱく質の代わりに、高分子物質であるアルブミンを用いた研究が行われた。

その結果、〇・五パスカル〜一パスカルという低いずり応力では、静止状態の時と比較して、アルブミンの取り込み量は約三〇％多くなった。しかし、それ以上のずり応力では、アルブミンの取り込み量は静止状態の時よりも減少し、六パスカルでは約四〇％も低下した。

つまり、血管内皮細胞への高分子物質の取り込みは、ずり応力が低すぎても高すぎても低下し、そのための最適のずり応力が存在すると、考えられた。

しかも、このアルブミンの血管内皮細胞内への取り込みは、小胞によるプロセスであり、単純な拡散現象ではなかった。すなわち、血管内皮細胞がアルブミンを認識し、レセプターを発現させ、エネルギーを消費して、細胞内へ取り込んでいた。

さらに、人の動脈硬化は低ずり応力の領域に多発しており、現在では低ずり応力説が有力視されている。

動脈の一部の内膜では脂質沈着のために内膜の厚みが増す、いわゆる内膜肥厚の状態になるが、動脈硬化の好発部位と内膜肥厚部位とがよく一致する。そのために、内膜肥厚は動脈硬化の初期病変と考えられている。

頸動脈は動脈硬化の好発部位であり、表皮直下に分布しているので、病変診断のモニター部位となっている。臨床医学的には、患者の頸動脈の血流の把握は極めて重要だ。

総頸動脈の分岐部に生じた内膜肥厚と、総頸動脈の血管標本から作製したガラス管モデル内を流れる液体より求めたずり応力の時間的変動とがよく相関する。特に、ずり応力の方向が逆転する度合いである振動ずりインデックスと内膜肥厚との相関が極めて高い。

内膜肥厚という生物学的変化と、ずり応力という物理的状態量との間に相関が存在する事実は、とても興味深く、その後、振動ずりインデックスを評価する多くの研究が行われた。その結果、振動ずりインデックスは頸動脈以外の内膜肥厚とも、よい相関性を示した。

今日では、低いずり応力のみならず、方向が変動するようなずり応力も、内膜肥厚や動脈硬化を誘引する重要な血流刺激と考えられている。動脈硬化発症に関する最近の状況については巻末の解説を参照。

糖尿病患者における動脈硬化

糖尿病患者では、血管造影や病理組織学的所見により、高度でより広範な動脈硬化病変が確認される。この項では、そのような重症の動脈硬化が、何故、糖尿病患者において発症するのか、その原因について考察する。

糖尿病患者の血管合併症の進展を調べてみると、糖尿病と診断される以前の耐糖能障害の初期から、すでに動脈硬化病変が認められる。

耐糖能障害の初期における動脈硬化症の進展には、多くの場合、インスリン抵抗性、メタボリックシンドローム、高濃度の低密度リポたんぱく質コレステロール（高ＬＤＬ‐Ｃ）や喫煙などの要因が重要であり、その病態は粥状動脈硬化だ。

一方、慢性高血糖が持続するような病態では、糖尿病の三大合併症である網膜症、手足の神経障害、腎症の原因になる細小血管障害、いわゆるミクロアンギオパチーが進行し、同時に心筋梗塞や脳血管障害などの大血管障害、マクロアンギオパチーも進行する。

このように糖尿病患者では、血管壁の粥状病変と硬化性病変が重なって進行し、重症化する。この視点より、ここでは、糖尿病患者に見られる特徴的な血管障害の形態と、その進展に関わるリスクファクター、インスリン抵抗性による動脈硬化の促進について解説する。

糖尿病患者に見られる特徴的な血管障害の形態

〈冠動脈病変〉

糖尿病患者の冠動脈病変には、びまん性で、かつ多枝病変、つまり七〇%以上の狭窄が複数の血管で認められるという特徴がある。

病態としては、粥状動脈硬化に伴う閉塞性病変と、血管壁硬化を主体とする非閉塞性病変が同時に進行する。

閉塞性病変は内膜下で脂質等の蓄積によりプラークの形成される粥腫性病変であり、非閉塞性病変は糖尿病に比較的特徴的な無症候性心筋虚血、すなわち心電図などで一過性に心筋への血液の供給が減少あるいは途絶しているのが証明できるのに、狭心痛を主徴とした自覚症状をともなわない病態と関連する。

糖尿病患者のプラーク病変は非糖尿病者に比較して、マクロファージやT細胞などの炎症細胞の集積が高度であり、病理学的にはプラーク破綻を生じやすい。

一方、非閉塞性病変はマトリクスたんぱく質の蓄積、終末糖化産物（ＡＧＥ）の形成によるコラーゲンの架橋形成、内膜中膜複合体の肥厚、血管壁の石灰化などによる血管壁の硬化が主要な病変だ。

これらの病変は筋層外冠動脈から筋層内小動脈にも存在し、糖尿病に比較的特異的であり、非閉塞性硬化性糖尿病マクロアンギオパチーとして、報告されている。


〈脳血管病変〉


糖尿病患者における脳梗塞病変の特徴は中小梗塞の多発と、脳の深い場所である穿通枝領域の梗塞だ。剖検の結果では、特に大脳深部の基底核や視床、それに小脳に生じた径一・五cm以下の小さな梗塞、いわゆるラクナ梗塞は非糖尿病者よりも二～三倍多かった。

ラクナ梗塞は全梗塞の三〇～五〇％を占め、高血圧、加齢などが主なリスクファクターで、臨床的には様々な症候を呈する。

しかし、糖尿病患者のラクナ梗塞は、高血圧の患者によく見られる穿通枝遠位部の血管壊死や脂肪硝子変性とは異なり、穿通枝が分岐する頭蓋内主幹動脈や穿通枝近位部の粥腫が穿通枝の分岐部を閉塞する頭蓋内分岐アテローム性疾患だ。

頭蓋内分岐アテローム性疾患は通常、糖尿病や高脂血症症例に発症し、発症後二十四時間以上にわたって症状が憎悪する傾向がある。そのために、退院時の機能予後も不良なケースが多い。

糖尿病がアテローム血栓性脳梗塞を増加させるという明確な根拠はない。しかしながら、次に示す研究結果などにより、その可能性は十分にあると考えられる。

(1) 糖尿病患者では頸動脈や脳底動脈の閉塞頻度が高く、頸動脈閉塞の重症度に対してヘモグロビンA1c値と経口ブドウ糖負荷試験二時間値は独立した相関性を示す。

(2) 脳卒中の病型別にインスリン抵抗性を調べると、アテローム血栓性脳梗塞患者でのみ、インスリン抵抗性が高かった。インスリン抵抗性状態では高インスリン血症であり、脂質異常や高血圧などメタボリックシンドローム症状を呈する。

(3) インスリン抵抗性と頸動脈の動脈硬化病変には、密接な関連性がある。

(4) 実際、メタボリックシンドロームでは、脳梗塞の発症リスクが高まる。

〈末梢動脈病変〉

糖尿病患者では、膝下病変が特徴であり、閉塞性、非閉塞性動脈硬化病変が存在し、ともに下肢血流障害の原因になっている。

非閉塞性動脈硬化病変による下肢血流障害の危険因子は、年齢、糖尿病罹病期間、高血圧、糖尿病性腎症などである。患者の追跡調査によると、血管硬化の進展に伴う血流障害の最も重要な因子は、追跡期間内の平均ヘモグロビンA1c値だった。

一方、閉塞性動脈硬化病変による下肢動脈血流障害を決定する因子は、非閉塞性動脈硬化病変に対する危険因子に加えて、喫煙と低濃度の高密度リポたんぱく質コレステロール（低HDL-

C）血症であった。

糖尿病・耐糖能障害に関連した危険因子

食後高血糖

食後高血糖と心血管障害発症との関連が、多くの疫学研究で調べられた。その結果、食後高血糖は虚血性心疾患の危険因子とされた。

また、空腹時血糖値よりも、経口ブドウ糖負荷試験二時間値のほうが心血管死亡や全死亡との関連性が高く、それらのリスクを高める。したがって、心血管障害発症の危険因子としては、空腹時高血糖よりも食後高血糖のほうが重要とされている。

インスリン抵抗性

糖尿病患者や糖尿病予備軍の人々に、内臓脂肪蓄積と高血圧、血清脂質異常を合併するメタボリックシンドロームの症例が増加している。

これらの病態では危険因子の集積以外に、高インスリン血症とインスリン抵抗性による血管弛緩能異常、血管壁酸化ストレスの亢進、腫瘍壊死因子アルファやレジスチンなど炎症性サイトカインの分泌増加、さらにはアディポネクチンの分泌低下などが生じている。

このような状況下では、血管炎症を伴う動脈硬化が進行し、その結果、急性冠症候群や脳梗塞発症の原因となる。

糖尿病性腎症と心血管障害

多くの疫学研究により、微量アルブミン尿期、すなわち糖尿病性腎症の早期から顕性腎症に進展するほど、明らかに心血管障害の発症率が高くなる。それで、慢性腎臓病という概念が確立され、腎障害進展の予防が心血管障害の重要な予防戦略となった。

同様に、慢性高血糖による血管障害を最も反映する糖尿病性網膜症が重症になるほど、心血管障害が高頻度になる。

糖尿病患者のミクロアンギオパチーの進展は、心血管障害発症の増加に関連する。

血管構成細胞のインスリン抵抗性と動脈硬化

インスリンは血管内皮細胞に作用して、一酸化窒素（NO）の産生を促進する。一酸化窒素は血管の弛緩反応を誘導して、血圧を下げる以外にも様々な生理活性を持ち、基本的には抗動脈硬化的に作用する。

一方、インスリンは血管平滑筋細胞にも作用して、炎症性サイトカインを誘導したり、アミノ酸の取り込みを促進し、結果的に動脈硬化促進的にも作用する。

高血糖状態や糖尿病では、全身のインスリン抵抗性を伴う高インスリン血症の状態にある。このような状況では、血管内皮細胞での一酸化窒素の産生が低下しており、動脈硬化促進的になっている。インスリン抵抗性は動脈硬化を促進する危険因子だが、これは主にインスリン抵抗性に付随する糖・脂質異常や高血圧を介した作用と考えられてきた。

しかし、それだけではなく、血管内皮細胞さらには血管平滑筋細胞など、血管を構成する細胞と単球・マイクロファージにおけるインスリン抵抗性も、その病態に関与している。

結語

私は特定健康診断で、ヘモグロビンＡ１ｃ値が七・〇％になった時にはまだ、血糖値を科学的にコントロールする術を知らなかった。何とかせねばならないとは思っていたが、それまで続けていた日々の運動を行う以外、手の施しようがなかった。

その後、テルモの簡易血糖測定器メディセーフフィットの存在を知り、それで血糖値の測定が可能になって、やっと高血糖への科学的対応が可能になった。

血糖値を測定しながら、私は、我が国の国民病とも言われる糖尿病の最大の原因が糖質の摂取過剰だと気がついた。

その事実は第一章で、お話しした九州大学の久山町での研究結果にも示されている。

それは日本糖尿病学会が推奨する糖尿病の食事療法、カロリー制限をした高糖質食（糖質六〇％、脂質二〇％、たんぱく質二〇％）では糖尿病は治療できないだけでなく、むしろ悪化するという研究結果だ。

表Ａに示されているように、我が国の場合、一九五〇年頃の三大栄養素からの総摂取エネルギーの平均値は二一〇〇㎉程度で、当時の各栄養素からの摂取エネルギー比率の平均値は、たんぱく質：一三％、脂質：八％、糖質：八〇％ほどだった。

平均的には、脂質からのエネルギーがとても少なくて、糖質からのエネルギーが極めて多いという特徴があった。

その後、総摂取エネルギーは徐々に上昇し、一九七五年頃のピーク時には二二〇〇㎉を超えていた。しかし、その後は減少に転じ、二〇一一年には一八四〇㎉まで下がった。その後は一八六〇㎉～一九〇〇㎉で推移している。

現在の総摂取エネルギーは一九七五年頃のピーク時より、三〇〇㎉以上減少している。

総摂取エネルギーはこのように推移しているが、個々の栄養素からの摂取エネルギー比率を調べると、次のように変化している。

一九五〇年に一三・〇％だったたんぱく質からの摂取エネルギー比率は、少しずつ上昇し、一九九五年には一六・一％になり、その状態は二〇〇〇年まで続いた。二〇〇一年から二〇一八年までは一四・六％～一五・一％という比較的狭い範囲を変動している。

脂質からの摂取エネルギー比率は一九五〇年の七・七％からかなり早いスピードで上昇し、一九七五年に二二・三％、一九九〇年には二五・三％になり、二〇〇〇年には二六・三％まで上がった。

その後、二〇〇三年に二五・〇％まで下がったが、再び上昇に転じ、二〇一一年には二六・二

表A　我が国における総摂取エネルギーと三大栄養素からの摂取エネルギー比率の年次推移

	1950年	1975年	1985年	1995年	2005年	2015年	2018年
総摂取エネルギー（kcal）	2098	2226	2088	2042	1904	1889	1900
摂取エネルギー比率（%）							
たんぱく質	13.0	14.6	15.1	16.1	15.1	14.7	14.9
脂　質	7.7	22.3	24.5	26.2	25.3	26.9	28.3
糖　質	79.3	63.1	60.3	57.8	59.7	58.4	56.8

%、二〇一六年は二七・四%、二〇一七年は二七・七%になり、二〇一八年には二八・三%に達している。

最近の脂質エネルギー比率の許容範囲は二〇～三〇%とされているようだが、私はやはり以前の上限、二五%のほうがよいのではないかと考える。何故なら、当時でも肥満の人は結構増えていたからだ。そこで、ここでは脂質エネルギー比率の上限は二五%とする。

脂質の場合には、摂取エネルギー比率だけでなく、動物性、植物性、魚類などの種類別の摂取比率も問題視されており、植物性と魚類からの摂取の重要性が指摘されている。

そのような問題はさておき、最近の我が国では、私の考える脂質エネルギー比率の上限二五%を平均値で大幅に超過しており、摂取過剰の状態にある。脂質の摂取過剰は肥満や糖尿病の原因の一つと考えられており、大きな問題だ。

糖質からの摂取エネルギー比率は一九五〇年の七九・三%から漸次減少し、一九九〇年に六〇%を切り、五九・二%になった。その後も減少を続けたが、一九九五年から二〇〇〇年は五七・六%～五七・八%という極めて狭い範囲を変動した。

ところが二〇〇一年、五九・七％に急上昇すると、それから二〇一二年まで五九％以下には下がらず、二〇〇八年には六〇・四％に達した。

その後は二〇一四年に五九・〇％になった以外、五九％を超えず、二〇一六年は五七・八％、二〇一七年は五七・五％と低下、二〇一八年には五六・八％まで下がった。

以上のような三大栄養素からの摂取エネルギー比率の変動傾向は表Aからも理解できる。

このように、糖質からの摂取エネルギー比率は一九五〇年の約八〇％から二〇〇〇年の五七・六％まで下がり続け、その後は二〇〇三年の六〇・〇％と二〇〇八年の六〇・四％があるだけで、多少の増減はあるものの、ここ数年は六〇％を二〜三％下回っている。

我が国の総摂取エネルギーと三大栄養素からの摂取エネルギー比率はこのような変遷を示しているが、糖尿病発症の推移はどうなっているだろう。

一九五〇年頃の我が国の糖尿病患者発症状況に関する報告はほとんどないが、私が見つけた唯一の論文によると、一九五〇年の総人口に対する割合は〇・〇一％で極めて低かった。その後、少しずつ上昇し、一九八〇年には〇・四五％になっている。

この論文には、東京で企業に勤務する四〇代と五〇代の男性会社員の空腹時血糖値のデータも掲載されており、空腹時血糖値の平均値は次のようになっている。

四〇代では一九七〇年：八五・四mg／dℓ、一九七五年：九〇・八mg／dℓ、一九七七年：九一・二mg／dℓであり、五〇代では一九七〇年：八六・七mg／dℓ、一九七五年：九一・四mg／dℓ、一九

表B　東京の男性会社員における空腹時血糖値の経時的変化

年齢	空腹時血糖値（mg/dl）		
	1970年	1975年	1977年
40歳代	85.4 (68.7 ～ 102)	90.8 (67.1 ～ 115)	91.2 (68.1 ～ 114)
50歳代	86.7 (65.7 ～ 108)	91.4 (67.0 ～ 116)	92.4 (65.4 ～ 119)

（　）内の数値は95％の推定範囲

七七年：九二・四mg／dℓで、どちらの年代でも年とともに上昇している。

また、空腹時血糖値が正規分布すると考えて、論文に掲載されている空腹時血糖値の標準誤差と被検者数から、男性会社員における空腹時血糖値の九五％が分布する範囲を推定すると、次のようになる。

四〇代の会社員では、一九七〇年：六八・七～一〇二mg／dℓ、一九七五年：六七・一～一一五mg／dℓ、一九七七年：六八・一～一一四mg／dℓ。

五〇代の会社員では、一九七〇年：六五・七～一〇八mg／dℓ、一九七五年：六七・〇～一一六mg／dℓ、一九七七年：六五・四～一一九mg／dℓ。

表Bにこれらの結果をまとめた。

空腹時血糖値の九五％分布範囲の下限値は四〇代と五〇代ともに、いずれの年でも、六五～六九mg／dℓにあり、比較的安定している。

空腹時血糖値の九五％上限値は一九七〇年には四〇代と五〇代ともに、一一〇mg／dℓ以下で、一応、正常範囲にある。ところが、一九七五年と一九七七年には、いずれの年代でも一一〇mg／dℓを超えており、空腹時血糖異常の状態にある男性会社員が増加している。

当時の糖尿病患者はかなり少ないが、徐々に増えており、その状況は空腹時血糖値の上昇からも十分に想定される。

表C　我が国の糖尿病患者および糖尿病予備軍の年次推移

	人数（万人）				
	1997年	2002年	2007年	2012年	2016年
糖尿病	690 (8.2)	740 (9.0)	890 (10.5)	950 (11.4)	1000 (12.1)
糖尿病予備軍	680 (8.0)	880 (10.6)	1320 (15.1)	1100 (12.7)	1000 (12.1)
総数	1370 (16.2)	1620 (19.6)	2210 (25.6)	2050 (24.1)	2000 (24.2)

（　）内の数値は20歳以上の総人口に占める割合（%）

その後は一九九七年、厚生労働省が国内で初めて、糖尿病実態調査を実施するまで、我が国における糖尿病の発症状況は分からない。

一九九七年の調査では、ヘモグロビンA1c値が六・一%以上か、現在治療を受けている人を「糖尿病が強く疑われる」とし、ヘモグロビンA1c値が五・六%～六・一%未満で、現在治療を受けていない人を「糖尿病の可能性を否定できない」としている。これは当時のヘモグロビンA1c値の国内基準（JDS）に基づいて判断されたものだが、二〇一二年四月、国際基準（NGSP）が採用された。

その結果、二〇一二年以降の糖尿病実態調査では、ヘモグロビンA1c値が六・五%以上の人を「糖尿病が強く疑われる」とし、ヘモグロビンA1c値が六・〇%以上六・五%未満の人を「糖尿病の可能性を否定できない」とした。

「糖尿病が強く疑われる」人を糖尿病患者とし、「糖尿病の可能性を否定できない」人を糖尿病予備軍として、糖尿病実態調査の結果を表Cに示す。この表から次のような事実がわかる。

糖尿病患者と糖尿病予備軍の総数は一九九七年：一三七〇万人、二〇〇二年：一六二〇万人、二〇〇七年：二二一〇万人、二〇一二年：二〇五〇万人、二〇一六年：二〇〇〇万人となっており、二〇〇七年をピークに減少傾向にある。

二〇歳以上の総人口に占める糖尿病患者の割合は一九九七年：八・二％、二〇〇二年：九・〇％、二〇〇七年：一〇・五％、二〇一二年：一一・四％、二〇一六年：一二・一％で、一貫して上昇している。

一方、糖尿病予備軍の割合は一九九七年：八・〇％、二〇〇二年：一〇・六％、二〇〇七年：一五・一％、二〇一二年：一二・七％、二〇一六年：一二・一％となっており、二〇〇七年をピークに低下している。

二〇一二年と二〇一六年の総数が二〇〇七年よりも減ったのは、糖尿病予備軍の減少に起因している。

前述の論文の糖尿病患者は総人口に対する割合なので、単純には比較できないが、糖尿病実態調査での結果と合わせて考えると、一九八〇年から一九九七年までの空白の期間中に、我が国の糖尿病患者の割合は〇・五％程度から八・二％と、急激に増加している。

二〇〇七年の糖尿病患者と糖尿病予備軍を合わせた総数は二〇歳以上総人口の二五・六％になり、四人に一人以上が糖尿病か、その予備軍になっている。

また、二〇〇七年より減ったとはいえ、二〇一六年の糖尿病患者と糖尿病予備軍を合わせた総数は二〇歳以上総人口の二四・二%で、やはり四人に一人弱に相当する。

糖尿病が国民病と言われる所以だが、その原因は何だろうか？　まず考えられるのは、食習慣の欧米化と運動量のバランスの問題だろう。

たんぱく質からの摂取エネルギー比率は一九五〇年頃の一三%から徐々に増加し、一九九五年から二〇〇〇年にかけて一六%まで上がった。しかし、その後は一四%代の後半から一五・一%の間で推移し、比較的安定している。糖尿病発症との関連性はないだろう。

脂質からの摂取エネルギー比率は一九五〇年の約八%から二〇〇〇年の二六・三%まで上昇を続けた後、一時、二五%ほどまで下がった。しかし、再び上昇に転じ、二〇一一年に二六%を超え、ここ数年は二七%や二八%を超えている。

脂質エネルギー比率の上限は二五%とされているが、最近の八年は、この基準値を一%以上超えており、ここ数年は二～三%も超過している。

脂質の摂取過剰は糖尿病の原因と考えられている。それにも拘らず、糖尿病実態調査によれば、二〇〇七年と比較して、二〇〇一二年と二〇一六年には糖尿病患者と糖尿病予備軍を合わせた総数ならびに糖尿病予備軍は減少している。

この現実は、ここ十年の脂質摂取過剰と矛盾しており、脂質の摂取過剰も糖尿病の発症とは無関係と考えられる。

糖尿病患者と糖尿病予備軍を合わせた総数ならびに糖尿病予備軍減少の原因として考えられる

のは、糖尿病予備軍から糖尿病患者になる人は年間五〇万人ほどいるが、糖尿病予備軍になる人は年間一〇〇万人以上減っているという状況だ。

つまり、糖尿病予備軍への対応や健康管理はあまり成功していないが、健常者の糖尿病予防はある程度、成功しているという現実が想定される。

それでは、この原因は何か？　私はその原因として、糖質からの摂取エネルギー比率の減少を考えている。

一九五〇年〜一九八五年にかけて、糖質からの摂取エネルギー比率は八〇％から六〇％に減少したが、結構多い。それでも糖尿病患者の総人口に占める割合は、〇・五％程度だった。

自動車や電化製品があまり普及していない時代には、現代とは比較にならないほど、生活のための運動量が多かった。それで糖質の摂取が多くても、それは生活のためのエネルギーに消費され、糖尿病に罹らずに済んだのだろう。

ところが、自動車や電化製品が普及すると、何もかもが便利になり、日常生活で以前のようにはエネルギーを消費しなくてもよくなった。

一九七五年当時と比較すると、二〇〇三年から現在までの総摂取エネルギーは三〇〇㎉以上低下し、糖質からの摂取エネルギー比率もほとんどの年で、六〇％を切っており、健康のためにはいいのだろうが、その程度では十分でなかった。

体内に吸収された糖質、つまり血液のブドウ糖の多くが消費されず、高血糖状態から糖尿病を発症する人が増えた。

最近の糖質からの摂取エネルギー比率は平均値で六〇％を二～三％下回っているが、それでも糖尿病予防のためには十分ではないのだろう。

【私の提案する三大栄養素からの摂取エネルギー比率】

厚労省は二〇二〇年～二〇二四年の五年間に用いる栄養素の摂取目標量を定めている。目標量というのは「生活習慣病の発症予防のために、現在の日本人が当面の目標とすべき摂取量」だ。三大栄養素の場合、摂取エネルギー比率の目標量として、一歳以上のすべての国民に対して、糖質は五〇～六五％、脂質は二〇～三〇％としており、たんぱく質は一～四九歳：一三～二〇％、五〇～六四歳：一四～二〇％、六五歳以上：一五～二〇％となっている。

これらの摂取エネルギー比率はＢＭＩ二三・〇～二四・九のグループを基準として、全死因による死亡率との関係を調べた研究結果に基づいて決められた。

この研究でのＢＭＩのグルーピングは低いほうから、一四・〇～一八・九、一九・〇～二〇・九、二一・〇～二二・九、二三・〇～二四・九、二五・〇～二六・九、二七・〇～二九・九、三〇・〇～三九・九だ。

結果は、ＢＭＩ二三・〇～二四・九のグループを挟んで、反Ｊ字型曲線を描いた。すなわち、ＢＭＩが基準グループよりも低いほうが高いほうよりも、全死因による死亡率が高かった。

また、別の研究では、研究開始時の年齢が四〇～七九歳の人を一〇歳ごとの年齢階級に分けて、年齢階級別の死亡状況を一〇年間追跡調査した。それから、それぞれの年齢階級で、死亡率の最も低いＢＭＩを求めると、次のようになった。

男性は四〇～四九歳：二三・六、五〇～五九歳：二三・四、六〇～六九歳：二五・一、七〇～七九歳：二五・五であり、女性は四〇～四九歳：二一・六、五〇～五九歳：二一・六、六〇～六九歳：二二・六、七〇～七九歳：二四・一となった。

男性でも女性でも、高齢グループほど死亡率の最も低いＢＭＩは高くなっている。特に男性では、六〇～六九歳と七〇～七九歳で、死亡率の最も低いＢＭＩはいずれも二五を超えており、痩せた高齢者は死亡率が高いようだ。

この結果から、歳をとっても痩せてはいけない。痩せるよりも、むしろ肥満のほうが健康で、寿命は長いというのだ。確かに、ＢＭＩと死亡の関係はそうだったかもしれない。

ここで一つ指摘しておきたいポイントがある。それはＢＭＩグループ間の死亡率を比較するのに用いられたハザード比の問題だ。

ＢＭＩ二三・〇～二四・九グループの死亡率を基準にした場合、ハザード比が最も高かったのはＢＭＩ一四・〇～一八・九のグループで、そのハザード比は二・〇程度だった。

通常、全死因による死亡の場合には、人口一〇〇〇人当りの死亡率が、死因別死亡の場合には、一〇万人当りの死亡率が用いられる。

たとえば、基準グループの全死因による死亡率が一〇〇〇人当り一〇人の場合、ハザード比が二・〇というのは、対象になっているグループの死亡率は一〇〇〇人当り二〇人になる。すなわち、一〇〇〇人につき一〇人死亡が増える。

また、死因別死亡率で、基準グループの死亡率が一〇万人当り一〇人の時のハザード比二・〇では、対象グループの死亡率は一〇万人当り二〇人になり、一〇万人につき一〇人死亡が増える。この死亡数の増加を、どの程度、重視するべきかという問題がある。

一方、ハザード比で表すと、問題にしている死亡状況が強調されて、明確になるが、現実には、すんなりと肯定できない場合もある。たとえば、次のような場合だ。

高齢になって体重を増やすと、脂肪だけが増えて、筋肉は増えない不健康な太り方をし易い。肥満はそれだけで、高血圧、高血糖、脂質異常といった生活習慣病のリスクになる。つまり、生活習慣病とともに生きる太った高齢者でいいのかという問題が生じる。

これでは摂取目標量の目的に反して、生活習慣病の発症を予防するどころか、逆に促進してしまう。

さらに、BMI一四・〇〜一八・九グループの場合、BMI一四・〇を身長一七二cmの私に適用すると、体重は四一・四kgになる。これは明らかに病的に痩せている。死亡が増えて、当然だろう。

身長一七二cmで、BMI一八・八だと、体重は五五・六kgになる。この体重であれば、病的に痩せているとは言えない。このような人とＢＭＩ一四・〇の人を同一のグループにするのはおかしい。この研究には、ＢＭＩによるグルーピングミスがあると考える。

日本糖尿病学会の糖尿病用食事療法でも、カロリー制限をした高糖質食（糖質六〇％、脂質二〇％、たんぱく質二〇％）を採用している。

しかし、この食事療法では、糖尿病が治療できないばかりか、むしろ悪化するという現実が疫学研究により、実証されている。この疫学研究の結果は、私自身の食後血糖値の測定結果からも支持される。

私は厚労省の定めた糖質からの摂取エネルギー比率五〇〜六五％は、元々、インスリン分泌能の低い傾向にある日本人には、高すぎると考える。この状況が続けば、ますます隠れ肥満型の糖尿病患者も糖尿病予備軍も増えるだろう。

私の場合、朝食と昼食で重さ約六五ｇの食パン一枚ずつと、夕食では約七三ｇのご飯を食べる。この食パン一枚は約一七一㎉で、ご飯は一二三㎉なので、朝・昼・夜、三食からの摂取カロリーの合計は四六五㎉になる。

万歩計による私の一日の消費エネルギーは、山登りなどにより二万歩を超えると、二〇〇〇㎉以上になるが、通常の四〇〇〇〜六〇〇〇歩では、一六〇〇〜一七〇〇㎉だ。

ちょっと横道にそれるが、ここで厚労省が定めたエネルギー摂取基準の問題点を、もう一つ指摘しておく。

それは推定エネルギー必要量に関する問題だ。たとえば、生活活動強度が中等度、つまり普通の生活をしている六五~七四歳と七五歳以上の男性について、推定エネルギー必要量はそれぞれ二四〇〇kcalと二一〇〇kcalとなっている。

私の場合、一日に二万歩以上歩かないと、二〇〇〇kcalを超えない。厚労省の推定エネルギー必要量をクリヤーするには、毎日二万歩も三万歩も歩かなくてはいけない。これは六五歳以上の高齢者にとって、実行不可能だ。

これほどのエネルギーを摂取すれば、生活習慣病の予防どころか、肥満により、逆に生活習慣病まみれになってしまう。ＢＭＩのところで指摘したのと同様の矛盾が、ここでも浮上する。

極めて過剰な推定エネルギー必要量は高齢者だけの問題ではない。ほとんどすべての年齢層に共通する問題だ。だから、国民の肥満問題は厚労省によって作り出されていると言える。したがって、国民病と言われる糖尿病もまた、その原因の根本は厚労省にある。

食物からエネルギーを摂取するのは極めて容易だ。ただ食べればいい。しかし、摂取したエネルギーを消費するのは、その何倍も何十倍も大変なのだ。だから、肥満を予防するには、食物からのエネルギー摂取を抑えるのが最も効果的で、手っ取り早い。

本書を読まれた皆さんは、この事実を深く脳裏に刻み、決して厚労省の言いなりになってはいけない。

厚労省だけではない。すべての官公庁からの発表には、常に厳しい批判の目を向けねばならない。それは主権在民という言葉どおり、主権者である国民の最低限の責務だ。理由は族議員が大臣になれば、利益共同体の代表としての役割を果たすからだ。

さて、ここで話をもとに戻そう。私の一日の消費エネルギーは一六〇〇～一七〇〇kcalだから、その中間を取って、一六五〇kcalとしよう。この一六五〇kcalのうち、約八七％の一四四〇kcalは基礎代謝のためのエネルギーだ。

基礎代謝エネルギーというのは何もせず、じっとしていても消費されるエネルギーで、心臓が動いたり、呼吸をしたり、体温を一定に保つなど体内で常に行われている活動のためのエネルギー。つまり、人が生きて行くための必要最小限のエネルギーだ。

私が一日に平均的に消費している一六五〇kcalのうち、何と八七％ものエネルギーが、この基礎代謝のために消費されており、残りの僅か一三％、二一〇kcalが日々の活動で消費されている。基礎代謝と比較して、日々の活動エネルギーは何とも少ない。

一日に四〇〇〇～六〇〇〇歩動いても、そのために消費されるエネルギーは二〇〇kcal程度なのだ。摂取したエネルギーを消費するのは、その何倍も何十倍も大変というのはこういう意味だ。すると、四六五kcalという食パンとご飯からの摂取カロリーは、この日々の活動エネルギーの二倍以上で、一六五〇kcalの約二八％になる。

しかし、食パンとご飯からの摂取カロリーのすべてが糖質ではないし、糖質は食パンとご飯だけでなく、他の料理からも摂っている。

また、欧米人と比較して、先天的に肥満ホルモンであるインスリン分泌が少なく、隠れ肥満の糖尿病患者の多い日本人では、糖質の摂取はより厳しく制限されるべきだ。

私は日本人の糖質からの摂取エネルギー比率は三〇％程度でいいと考える。糖質の摂取量が減った分、脂質とたんぱく質の摂取量は増える。三大栄養素からの摂取エネルギー比率として、ここで私は糖質：三〇％、脂質：三〇％、たんぱく質：四〇％を提案する。

糖質からの摂取エネルギー比率〇％を推奨する人がいる。しかし、私はそこまで徹底しなくても、高血糖と糖尿病の予防と治療は可能と考える。

薬剤には必ず、副作用がある。薬剤の使用はできるだけ避けたほうがいい。

高血糖の人や糖尿病を心配している人は、薬剤を使用する必要のない初期の段階で、できるだけ早く、私が本書で提案した食事と適度な運動により、血糖のコントロールに取り組んで欲しい。

私の提案する摂取エネルギー比率の食事、具体的には第三章の写真のような食事に、小魚や海藻などから十分な量のカルシウムとマグネシウムを補充すれば、糖尿病だけでなく、現在、高齢者で問題になっている筋肉量が減少したり、筋力が低下したりするサルコペニアとそれに認知機能の衰えなども加わったフレイル、認知症も予防できるだろう。

何故なら、第二章の表Ⅱ‐６に示した認知症予防のための食事パターンと私の推奨する食事には共通する部分が多いからだ。

そうすれば、健康な日常生活が取り戻せると同時に、健康寿命も長くなるにちがいない。私が本書を執筆した目的もそこにある。

ところで本書では取り上げなかったが、高血糖に関連し、血液中で生成する重要な化学物質がある。それは終末糖化産物（ＡＧＥｓ）だ。この物質はブドウ糖や果糖がたんぱく質のアミノ基と非酵素的に反応する、いわゆるたんぱく質糖化反応により作られる。

ヘモグロビンＡ１ｃも終末糖化産物になる途中でできる中間産物だ。

最近の基礎的研究によれば、終末糖化産物は網膜症、腎症、末梢神経障害のような糖尿病性細小血管障害だけでなく、動脈硬化に起因する脳や心臓の虚血性疾患、高血圧など糖尿病性大血管障害の原因にもなっているという。

それだけではない。終末糖化産物は認知症や癌、それに非アルコール性脂肪性肝炎さらには不妊症との関連も指摘されている。

しかし、この分野の研究はまだ始まったばかりであり、人を対象にした大規模で、綿密な疫学研究がまったく行われていない。そのために本書では触れなかった。だが今後、終末糖化産物と様々な疾病との因果関係が疫学的に証明されれば、今よりもさらに高血糖による健康障害は社会問題になる。

（了）

解説

【解糖系、クエン酸回路、電子伝達系】

まず解糖系。解糖系というのは細胞内に取り込まれたブドウ糖が酸素のない嫌気的な条件下で乳酸に分解される代謝経路で、すべての細胞のサイトゾルと呼ばれる細胞質の液状部分にある。その代謝過程は次のようになっている。

グルコース→グルコース-6-リン酸→フルクトース-6-リン酸→フルクトース-1、6-2リン酸→グリセルアルデヒド-3-リン酸→1、3-2ホスホグリセリン酸→3-ホスホグリセリン酸→2-ホスホグリセリン酸→ホスホエノールピルビン酸→ピルビン酸→乳酸。

解糖系では効率がよいとは言えないが、一分子のブドウ糖から二分子のATPが作られる。この時、同時に二分子のピルビン酸と四個の水素原子もできる。

クエン酸回路というのはトリカルボン酸（TCA）回路の略称で、クレブス回路とも言われる。解糖系で生じたピルビン酸が炭酸ガスに分解される時の生体内での経路だ。

細胞の構造については次の項で説明するが、サイトゾルでできたピルビン酸の大半は乳酸になる前に、細胞質に存在するミトコンドリアという細胞小器官の外膜と内膜を通過して、ミトコンドリア内部のマトリクスに移動する。

そこで活性酢酸であるアセチル補酵素Aに変化した後、オキザロ酢酸と反応してクエン酸になる。ここがクエン酸回路の入口だ。その代謝回路は次のようになっている。

　クエン酸→シスアコニット酸→イソクエン酸→アルファケトグルタル酸→スクシニル補酵素A→コハク酸→フマル酸→リンゴ酸→オキザロ酢酸。オキザロ酢酸はアセチル補酵素Aと反応してクエン酸になり、再びクエン酸回路に入る。

　この回路を一周する間に、六分子の水が使われ、種々の酵素、補酵素が働くが、結局は解糖系ででてきた二分子のピルビン酸からやはり二分子のATPができる。と同時に六分子の二酸化炭素と二〇個の水素原子も発生する。

　解糖系とクエン酸回路でできた水素原子は次にミトコンドリアの内膜に存在するプロトンポンプのところに運ばれる。このポンプによって、水素原子は内膜と外膜の膜間腔に移動するが、この際、水素原子から電子が奪われ、プロトンになる。

　奪われた電子は内膜に存在する電子伝達系のシトクロムと呼ばれる酸化還元力の強いヘム鉄を含むヘムタンパク質に取り込まれる。この時発生する電子の移動エネルギーがプロトンポンプのエネルギー源で、ミトコンドリアの膜間腔ではプロトンの濃度が高くなる。

　濃度の高くなったプロトンは次に、やはり内膜に存在するプロトンチャンネルに運ばれ、ここを通って再びマトリクスに戻る。プロトンチャンネルにはATP合成酵素もあるので、ここをプロトンが移動するエネルギーにより、ATPが合成される。マトリクスに戻ったプロトンはそこで酸素と反応して水ができる。

　呼吸系の全工程すなわち解糖系、クエン酸回路、電子伝達系の反応を一つにまとめると、最終的に一分子のブドウ糖が六分子の水と六分子の酸素と反応して、六分子の炭酸ガスと一二分子の水、それから三八分子のATPができる。

　解糖系とクエン酸回路では四分子のATPができただけだったので、最後の電子伝達系で三四分子のATPができている。電子伝達系では効率よくATPのできるのが分かる。私たちが呼吸するのはATPを作り出すためなのだ。

エネルギーとして消費されなかったブドウ糖は膵臓のランゲルハンス島にあるベータ細胞から分泌されるインスリンの働きによって、血液から臓器や組織に取り込まれる。

肝臓と筋肉に取り込まれたブドウ糖はグリコーゲンとして貯蔵され、エネルギーが必要となった時に再びブドウ糖に分解され、利用される。また脂肪組織では中性脂肪、すなわち、トリグリセリドとして貯蔵される。これが過剰になると、肥満の原因になる。

次は果糖の代謝。通常の場合、小腸で吸収された果糖はブドウ糖と同様、門脈を経て、肝臓に運ばれる。肝臓を素通りして全身に供給される果糖は極少量。実際、果物を食べても、血液中の果糖濃度は殆ど上がらない。

肝臓では果糖はフルクトキナーゼによってフルクトース-1-リン酸になり、その後、アルドラーゼにより、ジヒドロキシアセトンリン酸とグリセルアルデヒドに分解される。

ジヒドロキシアセトンリン酸はそのまま解糖系に入り、グリセルアルデヒド-3-リン酸になる。一方、グリセルアルデヒドもやはりグリセルアルデヒド-3-リン酸になって、解糖系に合流する。

ところが、果糖は筋肉ではヘキソキナーゼによりフルクトース-6-リン酸に代謝され、そのまま解糖系に入る。

だから肝臓でも筋肉でも果糖も解糖系によって代謝される。

最後はガラクトースだ。ガラクトースには特有の代謝経路がある。それはブドウ糖の代謝系とクロストークしているからだ。それを簡単に説明すると、次のようになる。

まず、ガラクトキナーゼによりガラクトース-

1-リン酸になる。次にガラクトース-1-リン酸ウリジルトランスフェラーゼとウリジン二リン酸（UDP）グルコース-4-エピメラーゼの作用によって、UDPガラクトースからグルコース-1-リン酸に代謝される。グルコース-1-リン酸はホスホグルコムターゼによりグルコース-6-リン酸になり、解糖系に合流する。

以上のように、ブドウ糖も果糖もガラクトースも、すべて解糖系で代謝され、エネルギー源であるATPを産生する。解糖系は糖代謝の入口だ。だから、この異常が糖代謝異常である糖尿病の原因になる。

【細胞小器官：ゴルジ装置、小胞など】

ゴルジ装置

次頁の下図は、ゴルジ装置の模式図と電子顕微鏡写真（右下）だ。この図から分かるように、ゴルジ装置は何層にも積み重なった膜性の平たい袋と膜に包まれた小胞の集合体だ。ゴルジ体とも言われる。ゴルジ装置は分泌性タンパク質をまとめて小包にして、細胞外へ送り出す働きをしている。

粗面小胞体のリボソームで合成されて、小胞体腔に送り込まれたたんぱく質は小胞体から輸送小胞として送り出され、ゴルジ装置の膜と融合して、ゴルジ装置に取り込まれる。

ゴルジ装置では糖が付加された糖タンパク質になり、それは再び膜に包まれた小胞（分泌顆粒）を形成する。ゴルジ装置には方向性がある。つまり粗面小胞体からの輸送小胞を受け入れる面（シス面）と、ゴルジ装置から分泌顆粒を送り出す面（トランス面）だ。

ゴルジ装置からサイトゾルへ送り出された分泌顆粒はサイトゾルに溜まり、必要に応じて細胞膜へ移動して細胞膜と融合し、顆粒内部に貯蔵されている糖タンパク質を細胞外へ分泌する。これを開口分泌（エクソサイトーシス）という。

　また膜たんぱく質は分泌顆粒小胞の膜に埋め込まれたまま細胞膜と融合し、小胞膜の内側が細胞膜の外側になるように、細胞膜に埋め込まれる。

小胞

　細胞外の老廃物を細胞膜で取り囲み、小胞に包んで、細胞内に取り込む。これを貪食（エンドサイトーシス）という。その小胞が集まってエンドソームとなり、リソソーム（後述）と融合して、取り込んだ老廃物を消化する。

　一方、細胞内でできたたんぱく質などを含んだ小胞が細胞膜と融合し、その内容物を細胞外へ放出する現象はすでにお話しした開口分泌（エクソサイトーシス）だ。

リソソーム

　リソソームにはたんぱく質、核酸、多糖類、脂

ゴルジ装置

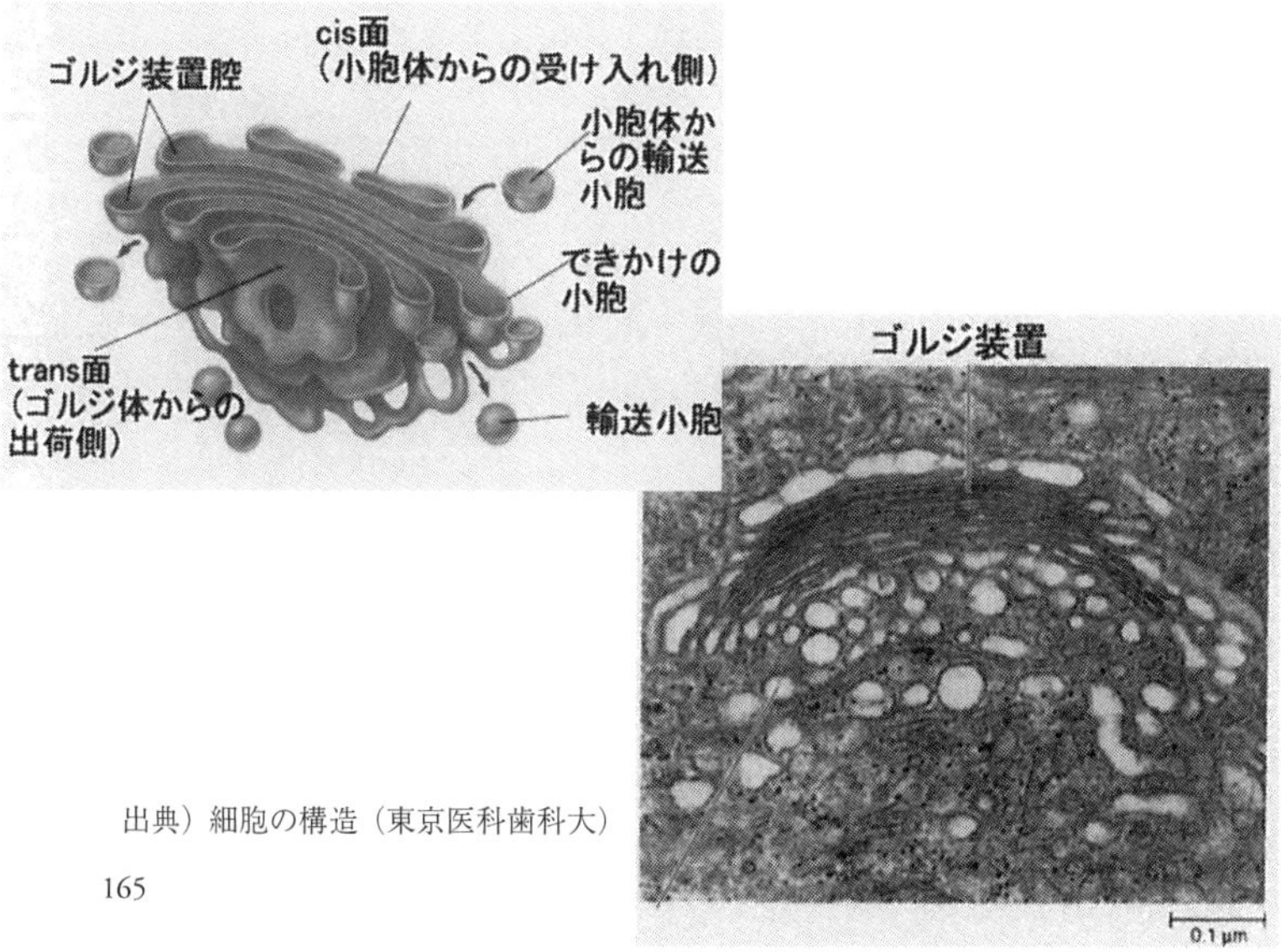

出典）細胞の構造（東京医科歯科大）

質などを分解可能な酵素が存在する。細胞外から不要になった物質や老廃物などを取り込んだ小胞と融合して、小胞内部の物質を消化・分解する。

消化や分解された低分子物質は拡散によってリソソームの膜を通過し、サイトゾルに移動して再利用される。しかし十分な消化・分解のできなかった物質は再び小胞に包まれて、細胞膜に移動し、細胞外に放出される。

ペルオキシソーム

ペルオキシソームには酸化還元反応に関与する多くの酵素が存在し、有害な過酸化水素を発生する物質の酸化と発生した過酸化水素を分解するための隔離施設だ。

脂肪酸やコレステロールそれから胆汁酸の酸化、アミノ酸やプリン体の代謝を行い、それによって発生した過酸化水素や過酸化物質などをカタラーゼやペルオキシダーゼという酵素で分解する。

ペルオキシソームに関連する物質として、核内受容体型転写因子であるペルオキシソーム増殖因子活性化受容体（ＰＰＡＲ）ガンマがある。

この核内受容体型転写因子を活性化すると、インスリン感受性ホルモンの分泌が増加し、インスリン抵抗性を改善する。この作用メカニズムを利用したのがチアゾリジン誘導体で、インスリン抵抗性改善薬として糖尿病の治療に使用されている。

中心体

細胞核分裂に関与する。中心体は動物細胞にはあるが、植物細胞にはない。

【糖新生経路】

ここでもう一度、解糖系の代謝経路を示す。

グルコース→グルコース‐６‐リン酸→フルクトース‐６‐リン酸→フルクトース‐１、６‐２

リン酸→グリセルアルデヒド‐3‐リン酸→1、3‐2ホスホグリセリン酸→3‐ホスホグリセリン酸→2‐ホスホグリセリン酸→ホスホエノールピルビン酸→ピルビン酸→乳酸

この代謝経路の中に逆行できない、一方通行の経路が三カ所ある。それらを最後のほうから示すと、ホスホエノールピルビン酸→ピルビン酸、フルクトース‐6‐リン酸→フルクトース‐1、6‐2リン酸、それからグルコース→グルコース‐6‐リン酸だ。

これら三経路以外の経路で逆行できるのは解糖系で、それらの経路を担当していたのと同じ酵素が逆行の代謝経路も担当するからだ。

それではピルビン酸→ホスホエノールピルビン酸への代謝はどのようすれば、可能になるのだろうか？　まず、この問題を考えてみよう。

この経路を可能にするには少々、遠回りして、クエン酸回路の一部を活用せねばならない。

解糖系はサイトゾルで進行するので、そこで生成したピルビン酸はサイトゾルからミトコンドリアの外膜と内膜を通って、クエン酸回路が機能しているマトリクスへ移動せねばならない。

ピルビン酸はマトリクスで、ピルビン酸カルボキシラーゼという酵素の働きにより、オキザロ酢酸に変換される。ところがオキザロ酢酸はミトコンドリアの内膜を通過できない。そこでリンゴ酸デヒロゲナーゼという酵素により、オキザロ酢酸がリンゴ酸に変換される。

リンゴ酸はミトコンドリアの内膜と外膜を通過できるので、サイトゾルに移動できる。ここでリンゴ酸は再びオキザロ酢酸に戻されるのだが、この時、働く酵素もリンゴ酸デヒロゲナーゼだ。

オキザロ酢酸はホスホエノールピルビン酸カルボキシラーゼの作用で、やっと目的とするホスホエノールピルビン酸に代謝される。

これがピルビン酸→ホスホエノールピルビン酸

の代謝を可能にする経路だが、結構、複雑で、ややこしい。ちなみにホスホエノールピルビン酸→ピルビン酸への代謝を担当するのはピルビン酸キナーゼという酵素だ。

次はフルクトース-1、6-2リン酸→フルクトース-6-リン酸への代謝だが、この経路はピルビン酸→ホスホエノールピルビン酸への変換のように複雑ではない。はるかに簡単だ。

フルクトース-6-リン酸→フルクトース-1、6-2リンという解糖系での代謝ではホスホフルクトキナーゼという酵素が働くのだが、糖新生ではフルクトース-1、6-ビスホスファターゼという酵素が働いて、逆行を可能にしている。

最後はグルコース-6-リン酸→グルコースへの代謝だが、この経路も簡単だ。

解糖系でのグルコース→グルコース-6-リン酸の代謝ではヘキソキナーゼという酵素が作用するのだが、糖新生のグルコース-6-リン酸→グルコースへの代謝ではグルコース-6-リン酸ホスファターゼという酵素が働いて、この変換を可能にしている。

糖新生は主に肝臓で行われ、腎臓でも行われる。すでにお話ししたように、それが可能なのは肝臓と腎臓にはグルコース-6-リン酸ホスファターゼが存在するからだ。肝臓と腎臓では、この酵素活性が高い。

これでピルビン酸からグルコースへ至る糖新生の代謝経路が完成した。

【糖毒性】

糖毒性の分子機構については、不明な点も多いが、ここでは最も重要なヘキソサミン経路活性化を介する糖毒性についてお話しする。

細胞内に取り込まれたブドウ糖は通常、グルコース-6-リン酸、フルクトース-6-リン酸となり、解糖系やグリコーゲン合成経路へ回される。

ところが、フルクトース‐6‐リン酸にグルタミンが付加され、グルコサミン‐6‐リン酸となる代謝経路があり、グルコサミン‐6‐リン酸以降の代謝経路をヘキソサミン経路という。

その代謝経路はグルコサミン‐6‐リン酸→N‐アセチルグルコサミン‐6‐リン酸→ウリジン2リン酸‐N‐アセチルグルコサミンだ。

ヘキソサミン経路へのブドウ糖の供給は通常では、細胞内でのブドウ糖の代謝経路全体の二〜三%に過ぎない。しかし高血糖状態では、ヘキソサミン経路の亢進が推測されている。その理由は次のような研究結果にある。

ヘキソサミン経路の律速ステップはフルクトース‐6‐リン酸→グルコサミン‐6‐リン酸への代謝で、グルタミン：フルクトース‐6‐リン酸アミドトランスフェラーゼが制御している。この酵素を過剰に発現させせた遺伝子導入マウスはインスリン抵抗性を示す。

さらにⅡ型糖尿病患者の筋組織では、グルタミン：フルクトース‐6‐リン酸アミドトランスフェラーゼ活性が上昇しており、その上昇はヘモグロビンA1cレベルと相関する。

また健常者にグルコサミンを投与すると、代謝されて、グルコサミン‐6‐リン酸になる。その結果、骨格筋のブドウ糖取り込みが低下し、インスリンシグナルの抑制が観察される。ラットでもグルコサミンを注入すると、インスリン抵抗性が惹起される。

ヘキソサミン経路の最終産物はすでに示したようにに、活性化された糖供与体であるウリジン2リン酸‐N‐アセチルグルコサミンだ。

ウリジン2リン酸‐N‐アセチルグルコサミンはウリジン2リン酸‐N‐アセチルグルコサミン：ポリペプチド転移酵素あるいはO‐結合型N‐アセチルグルコサミン転移酵素の働きにより、

細胞核やサイトゾルに存在するたんぱく質にN-アセチルグルコサミンを転移する。

この転移反応では、たんぱく質のセリンあるいはトレオニンの水酸基（OH基）に結合するので、グリコシル化あるいはO-グリケーションと呼ばれる。転移産物はO-結合型N-アセチルグルコサミンと言われる糖化たんぱく質になる。

O-結合型N-アセチルグルコサミン修飾すなわち、O-グリケーションは翻訳後修飾の一つであり、たんぱく質の機能制御を介して、重要な働きをしている。

多くの酵素の働きは酵素たんぱく質のリン酸化と脱リン酸化により、制御されている。つまり、たんぱく質のリン酸化と脱リン酸化は酵素機能の制御にとても重要だ。

このO-グリケーションはたんぱく質のリン酸化部位や、その近傍で発生するので、たんぱく質のリン酸化を抑制すると考えられる。また、O-グリケーションはとてもダイナミックな反応で、食後高血糖によっても生ずると推測されている。

インスリンはその作用を発現するためにまず、細胞膜に存在するインスリン受容体と結合せねばならない。その受容体にはインスリン作用の細胞内シグナル伝達において、重要な働きをするインスリン受容体基質が内在する。

そこで、この受容体基質のO-グリケーションがまず、問題となる。

O-グリケーションの逆反応で、たんぱく質からO-結合型N-アセチルグルコサミンを除去する酵素はO-結合型N-アセチルグルコサミニダーゼ。

培養脂肪細胞で、この酵素を阻害すると、インスリン受容体基質のO-グリケーションが増加し、細胞内シグナル伝達系が障害され、インスリン抵抗性が惹起される。

またラットの単離脂肪細胞でも、同じ酵素の阻害により、同様のメカニズムによって、ブドウ糖の細胞内への取り込みが抑制され、インスリン抵抗性が示される。

O-結合型N-アセチルグルコサミン転移酵素の活性を骨格筋、心筋、脂肪組織で特異的に過剰発現する遺伝子導入マウスでは、これらの組織でのブドウ糖の取り込みが低下する。

この研究により、実際に個体において、O-グリケーションがインスリン抵抗性を惹起する事実が示された。

培養細胞の培養液にグルコサミンを加えると、グリコーゲン合成酵素のO-グリケーションが起こり、この酵素の活性が抑制され、グリコーゲンの合成が障害される。

ストレプトゾトシンというカビから抽出された抗生物質は膵臓ランゲルハンス島のベータ細胞に対する特異的毒性が高く、動物に高血糖による糖尿病様の病態を起こす。この抗生物質による高血糖マウスの脂肪組織でもO-グリケーションにより、グリコーゲン合成酵素の活性が低下する、という研究結果が報告されている。

これまでの様々な研究は、高血糖によるヘキソサミン経路の活性化がO-グリケーションを介して、インスリン抵抗性を引き起こす、という結果を示している。しかしO-グリケーションはインスリン抵抗性だけでなく、癌やアルツハイマー病の発症とも関係している。

また肥満した糖尿病患者の多い欧米とちがって、隠れ肥満などと言われ、肥満していない糖尿病患者の多い我が国の糖尿病発症には、このような糖毒性を介するメカニズムの関与が大きいのかもしれない。

【小胞体ストレス応答】

小胞体内腔の状態は、小胞体膜上に存在するストレスセンサーと呼ばれる一回膜貫通型たんぱく質によって、モニターされている。ストレスセンサーには、古典的ストレスセンサーと組織特異的に発現するＯＡＳＩＳファミリーと呼ばれるセンサーがある。

古典的ストレスセンサーは色々な細胞・組織に偏在しており、ここで問題になるのも古典的ストレスセンサーだ。古典的ストレスセンサーにはＰＥＲＫ、ＡＴＦ６、ＩＲＥ１の三種類があり、それらはいずれもたんぱく質のリン酸化に関与するドメインを持っている。

定常状態では、古典的ストレスセンサーには小胞体内腔側のドメインに分子シャペロン（他のたんぱく質やたんぱく質複合体の適正な折りたたみや構築を行うたんぱく質）であるＢｉＰが結合している。この結合によって、センサーは不活性状態にされている。

化学的・物理的情報の細胞内での伝達は、様々な機能を持ったたんぱく質のリン酸化と脱リン酸化により、コントロールされている。リン酸化と脱リン酸化を担当する酵素はそれぞれの酵素名の最後に、キナーゼあるいはホスファターゼという名称が付いている。

古典的ストレスセンサーの活性化あるいは不活性化も、リン酸化と脱リン酸化によりコントロールされる。

小胞体ストレス状態の細胞では、次の四つの機序により、この難局に対処する。

(1)　翻訳抑制：メッセンジャーＲＮＡ翻訳の開始を全般的に抑制し、新たなたんぱく質が小胞体へ送り込まれるのを一時的に阻止して、小胞体の負荷を軽減する応答。

有害脂肪酸濃度の上昇により、細胞に負荷がかかり、小胞体内腔に折りたたみ不良たんぱく質が蓄積する。すると、ＢｉＰは結合親和性のより高い折りたたみ不良たんぱく質と結合するために、ＰＥＲＫから解離する。ＢｉＰと解離したＰＥＲＫは自己リン酸化により活性化し、翻訳開始因子のサブユニットであるｅＩＦ２をリン酸化する。このリン酸化により、翻訳開始因子が不活性化されると、細胞内メッセンジャーＲＮＡの翻訳全般が低下する。

結果として、新たなたんぱく質の合成が阻止されるので、小胞体へのたんぱく質輸送は低下し、小胞体への負荷も軽減される。

(2)　転写誘導：分子シャペロンやたんぱく質折りたたみ直し酵素の発現を転写レベルで誘導し、小胞体のたんぱく質折りたたみ能力を高める応答。

転写誘導応答は三種の転写因子すなわちＡＴＦ６、ＸＢＰ１，ＡＴＦ４の活性化される経路が主体になっている。

小胞体ストレス状態になると、折りたたみ不良たんぱく質と結合するために、ＢｉＰがＡＴＦ６から解離する。解離後、ＡＴＦ６は小胞体膜から細胞質へ遊離する。遊離したＡＴＦ６は強力な転写活性があり、分子シャペロンＢｉＰなどの遺伝子の転写を誘導する。

ＢｉＰたんぱく質は折りたたみ不良たんぱく質の折りたたみ直しを媒介するので、折りたたみ不良たんぱく質は減少する。

次に、ＩＲＥ１はＢｉＰの解離後、自己リン酸化により活性化すると、ＩＲＥ１に内在するＲＮＡ分解酵素の働きで、転写因子ＸＢＰ１を活性化する。活性型ＸＢＰ１により、分子シャペロンＢｉＰや小胞体関連分解たんぱく質の転写が誘導される。

さらに前述のようにＰＥＲＫ活性化の結果、メッセンジャーＲＮＡの翻訳全般が抑制されると、転写因子ＡＴＦ４の翻訳効率が相対的に高くなり、ＡＴＦ４たんぱく質の発現が亢進する。

ＡＴＦ４は分子シャペロンＢｉＰなどの転写誘導を惹起するので、結果としてやはり、折りたたみ不良たんぱく質の折りたたみ直しが促進され、折りたたみ不良たんぱく質の改善につながる。

(3) 小胞体関連分解：折りたたみ不良たんぱく質を細胞質に引き出して、分解する応答。

翻訳抑制や転写誘導では対処しきれず、折りたたみ不良たんぱく質が小胞体内腔に蓄積してくると、折りたたみ不良たんぱく質を分解する応答が活性化される。

折りたたみ不良たんぱく質はトランスコロンと呼ばれるたんぱく質複合体を通って、ＡＴＰによる加水分解依存的にサイトゾル側へ送り出される。

サイトゾルで、折りたたみ不良たんぱく質は分解標的たんぱく質であるという目印をつけられる。この目印になるのがユビキチンという物質で、ユビキチンリガーゼという酵素が担当する。

これをユビキチン化というが、折りたたみ不良たんぱく質はこの処理を受けた後、やはりサイトゾルで、巨大なたんぱく質分解装置であるプロテアソームにおいて分解される。

(4) アポトーシス：遺伝子レベルでプログラムされた細胞死により、障害細胞を除去し、個体としてのダメージを最小限に食い止めようとする応答。

これまでの対応によって対処しきれない場合、アポトーシスを誘導して、回復不可能な障害を受けた細胞を除去し、個体としての生存を図る。

アポトーシス誘導に至る幾つかの経路が提唱されているが、代表的な経路として次の二経路を紹介する。

第一はＰＥＲＫ関連経路：ＰＥＲＫはｅＩＦ２のリン酸化を介して、小胞体のストレス状態で活性化されるアポトーシス誘導因子ＣＨＯＰの発現を誘導し、アポトーシスに導く。

第二はＩＲＥ１関連経路：ＩＲＥ１への腫瘍壊死因子アルファ関連因子の結合により、ＩＲＥ１のリン酸化酵素がアポトーシスシグナル制御キナーゼ１（ＡＳＫ１）をリン酸化する。すると、ＡＳＫ１・ＪＮＫ経路が活性化される。ＪＮＫ活性化はアポトーシスを引き起こす。

【ミトコンドリアストレス応答】

ミトコンドリアのストレス応答はどのようなメカニズムで、誘導されるのだろうか。山口大学大学院医学系研究科医化学分野の研究によると、次のようなメカニズムが考えられている。

温熱ストレスなどにより、ミトコンドリア内部に、折りたたみ不良たんぱく質が増加すると、ミトコンドリアに局在するストレスセンサーたんぱく質のＳＳＢＰ１が働き始める。

ＳＳＢＰ１は進化の過程で、よく保存された一本鎖ＤＮＡ結合たんぱく質で、ミトコンドリアＤＮＡの複製やその代謝を担っている因子でもある。ＳＳＢＰ１と同様、サイトゾルに存在する熱ショック因子も、折りたたみ不良たんぱく質の増加を感知し、細胞核への移動を始める。

この時、同時に、ミトコンドリアの内膜と外膜を貫通するミトコンドリア膜透過性移動孔（ＰＴＰ）が開口し、ここからＳＳＢＰ１はサイトゾルへ送り出される。サイトゾルに出たＳＳＢＰ１も熱ショック因子と同じく、細胞核へと移動する。

細胞核に移動した熱ショック因子は熱ショックたんぱく質の転写を開始するために、それらの遺伝子の転写開始部位つまりプロモーター部位に結合する。熱ショック因子に引き寄せられるように、SSBP1もまた、同じ領域に集積し。熱ショック因子と結合する。

この時、熱ショック因子は巨大な転写複合体を形成しているが、SSBP1はさらに、熱ショックたんぱく質の転写に必要なクロマチン再構成複合体やRNA合成酵素も熱ショック因子転写複合体にリクルートして、熱ショックたんぱく質の転写活性を増強する。

この結果、折りたたみ不良たんぱく質の修復を行う熱ショックたんぱく質六〇、熱ショックたんぱく質一〇、ミトコンドリア熱ショックたんぱく質七〇というストレスたんぱく質が誘導される。

また、折りたたみ不良たんぱく質の分解に関与する幾つかの因子も誘導されるが、これらはいずれもSSBP1による発現調節を受けている。

ミトコンドリアストレスが、このようなミトコンドリアストレス応答によって、解決できるレベルであれば、ミトコンドリア機能は正常に維持される。だが、このレベルを超えると、小胞体ストレスの場合と同様、それは細胞にとって生死に関わる重大な局面につながる。

ミトコンドリアには独自のDNAがあり、自前でたんぱく質の合成もできる。しかしミトコンドリアに存在するたんぱく質の九五%以上の遺伝情報は細胞核のDNAが持っており、サイトゾルで合成されて、ミトコンドリアに運ばれる。

細胞には遺伝子の発現を介して、たんぱく質ホメオスタシスの容量を維持する仕組みが備わっている。これをプロテオスタシス容量というが、細胞内に生じた折りたたみ不良たんぱく質に対処できる能力でもある。ミトコンドリアストレスでも、これが問題になる。

細胞のこの適応機構は、たんぱく質毒性ストレス応答と呼ばれる。この時、誘導されるのが折りたたみ不良たんぱく質などの修復あるいは分解を促進するストレスたんぱく質群だ。

たんぱく質毒性ストレスは熱ショック因子を活性化して、ストレスたんぱく質群を誘導する。同時に、SSBP1のミトコンドリアからサイトゾルへの放出も促進する。

つまり、サイトゾルと細胞核のストレス応答系である熱ショック応答とミトコンドリアストレス応答は哺乳動物細胞では、密接に関連したシステムだ。

この事実と、ほとんどのミトコンドリアたんぱく質がサイトゾルで合成された後、ミトコンドリアへ運ばれる事実をプロテオスタシス容量の視点から考えると、分かりやすい。

すなわち、ミトコンドリアたんぱく質のホメオスタシス（生体恒常性）を保つためには、ミトコンドリアのプロテオスタシス容量だけでなく、サイトゾル・細胞核のプロテオスタシス容量も考慮せねばならない。

言い換えれば、サイトゾル・細胞核のプロテオスタシス容量を保つためには、ミトコンドリアのプロテオスタシス容量の調節が必要になる。

一般に、プロテオスタシス容量は細胞の種類によって異なり、老化とともに低下する。たんぱく質の凝集を特徴とする一群の神経変性疾患が老化とともに進行するのは、関連する細胞の老化に伴うプロテオスタシス容量の減少が一因となっている。

一般に、ミトコンドリア膜透過性移動孔の開口は細胞死を導くきっかけと考えられており、アポトーシスを促進するチトクロムCやアポトーシス促進因子の放出を伴う。

しかし、SSBP1の細胞核移行を促す摂氏四二度、六〇分程度の温熱ストレスでは、アポトーシスもアポトーシス促進因子の放出も起こらない。

したがって、ミトコンドリア膜透過性移動孔の開口が細胞死につながるためは、それ以上のストレス負荷が必要とされる。

【動脈硬化発症に関する最近の状況】

ずり応力と粥状硬化の関係について、東北大学流体科学研究所の船本健一先生にお訊ねしたところ、二〇二〇年三月二四日、次の回答を頂いた。

「正常な状態では、部位と心拍変動における時間帯によりますが、血管内皮細胞には血流より一パスカル程度のずり応力が作用していると考えられます。

これに対して、たとえば粥状硬化頻発部位の頸動脈分岐部の内頸動脈側では、一パスカルよりも一桁小さいずり応力が、心拍に応じて、時間変動しながら作用します。

そのような低く振動するずり応力に晒されている血管内皮細胞では、細胞内で炎症が起こり、細胞同士の接着が弱くなり、血管透過性が亢進し、脂質等が透過しやすくなることで、粥状硬化につながる、と考えられています。

現在では、数値シミュレーションにより、血管内の血流を解析し、流れの様子をコンピューター上で可視化したり、血管壁に作用するずり応力や圧力を解析することが可能です。

様々な臨床データをもとに数値シミュレーションを行って、その解析結果をもとに、ずり応力がどのような時に、病変が生じるか、進展するか議論し、診断に有用である、と考えられる指標の提案もなされています。

先に述べた低く振動するずり応力についても、振動ずりインデックス（ＯＳＩ）や相対的滞留時間（ＲＲＴ）といった様々な指標で評価されています。

すでに提案されている指標や新しく考えた指標のどれが疾患を早期発見できるか、重症度を正確に診断できるか、数百例以上の症例を解析する評価が世界的になされているのが現状です。

膨大な症例や個人差のある症例を扱うにあたって得られるビッグデータを効率よく解析できるAI技術の取り組みも研究されています」

私がこれまで説明してきた内容と、大きく矛盾していないと思われる。ただ、正常な状態で、血管内皮細胞に作用している血流からのずり応力は一パスカル程度であり、粥状硬化頻発部位では、一パスカルよりも一桁も小さいというのは意外だった。

それから、相対的滞留時間という言葉を見た時、一つの論文を思い出した。それはケビン・ウイリアムスとイラ・タバスが一九九五年に発表した『粥腫形成初期における滞留応答仮説』という、文献が二四〇もある論文だ。

粥腫形成初期には、多くのステップが関係する。たとえば、ずり応力の作用を含む血管内皮細胞の剥奪や傷害、活性化、局所への血小板の接着、リポたんぱく質の酸化、リポたんぱく質の凝集、マクロファージの遊走と泡沫細胞の形成、血管平滑筋細胞の脱分化などだ。

これらのステップの中で、粥腫形成初期に単独で、しかも絶対に必要なキー・イベントはどのステップか？と訊いた後、この質問に対する答えとして、『粥腫形成初期における滞留応答仮説』を、長々と説明している。

その中で粥腫形成において、発症の中心的プロセス、つまりキー・イベントは粥腫発生の起始、増加、促進作用を有するリポたんぱく質の血管内皮細胞下への滞留である、とした。

もう少し説明すると、次のようになる。

軽度から中等度の高脂血症があると、頸動脈分岐部のような、ずり応力を受けやすい特定の動脈部位において粥腫が形成される。しかし、血液一dℓ当り七八mg以下の低密度リポたんぱく質濃度では、粥腫の形成には至らない。

低密度リポたんぱく質の血液中濃度が十分な場合にのみ、リポたんぱく質の内皮下への滞留が生ずる。リポたんぱく質の十分な滞留が起こると、低密度リポたんぱく質の酸化や各種細胞の遊走など、粥腫形成における初期応答の連続的相互反応がスタートする。

リポたんぱく質の酸化という言及から、低密度リポたんぱく質が酸化されて、マクロファージや脱分化血管平滑筋細胞が貪食し、栄養源とするリゾホスファチジン酸やリゾホスファチジルコリンなどの脂質の生成も予想できる。

また、論文の図には、中膜の血管平滑筋細胞が脱分化し、内膜へ侵入する様子も示されている。さらに、リゾホスファチジン酸やリゾホスファチジルコリンなどを貪食し、脂肪滴で満たされたマクロファージや脱分化血管平滑筋細胞による初期脂肪斑も見える。

これらはまさに、私がこれまでお話ししてきた粥状硬化の初期病変であり、現在の動脈硬化の発症メカニズムと何らちがいはない。それなのに、ウイリアムスとタバスの『粥腫形成初期における滞留応答仮説』論文は完全に無視されているように思える。

ロスの「粥状硬化症‐炎症性疾患」説だけが注目されている。何故だろう?

それだけではない。粥状硬化好発部位である動脈の分岐部や湾曲部での、ずり応力による血管内皮細胞への影響も、やはり無視されている。それは、ロスが一九九九年に発表した「粥状硬化症‐炎症性疾患」論文でも同様で、血流のずり応力に関する記載はまったくない。

このロスの論文で粥状硬化に至る血管内皮細胞の機能異常の原因として記載されているのは、変性低密度リポたんぱく質の増加、喫煙や高血圧、糖尿病により生じるフリーラジカル、遺伝的変化、ホモシステイン濃度の上昇、ヘルペスウイルスなどの感染性微生物だけだ。

フリーラジカルとは酸化ストレスにより生じる活性酸素もその一種であり、炎症反応性の極めて高い物質だ。

ホモシステインは低密度リポたんぱく質の酸化を誘発したり、血小板の凝固因子の活性化による血栓形成を促進する。そのために、心筋梗塞のような虚血性心疾患や血栓塞栓性疾患の危険因子とされている。また、動脈の内膜に直接的な毒性がある。

血管エコー技術の進歩により、これまで粥状硬化の好発部位とされていなかった動脈の直線部にも、多くの粥状硬化病変が認められるようになった。福岡県久留米市内、真島消化器クリニックのホームページに、真島康雄先生がそのような多くの症例を示している。

したがって、粥状硬化の原因として、ずり応力だけでなく、ロスが指摘したようなフリーラジカルやホモシステイン、微生物感染なども当然、考慮されねばならない。さらには、そのような要因の単独作用ではなく、複合影響というケースもあるだろう。

それでも、動脈硬化研究の歴史的事実に鑑みれば、粥状硬化の主因はやはり、ずり応力ではないだろうか。とすれば当然、一九九五年に発表されたウイリアムスとタバスの『粥腫形成初期における滞留応答仮説』も十分に認識されねばならない。私はそのように考えている。

東北大、船本先生からの二〇二〇年三月二四日付回答の中に、「そのような低く振動するずり応力に晒されている血管内皮細胞では、細胞内で炎症が起こり、細胞同士の接着が弱くなり、……、粥状硬化につながる、と考えられています」という文章があった。

私はここで、ずり応力という物理的刺激が、どのようなメカニズムで生化学的メッセージに変換され、血管内皮細胞にしかるべき情報を伝達するのか、考えざるをえなかった。そこで、この問題について、再度、船本先生にお訊ねした。

翌二五日、船本先生から、次の回答があった。

「血管内皮細胞が血流によるずり応力のような力学刺激をどのように感知して、どういった生化学的な反応に繫がるかは、まだ未解明の部分が多くあります。

力学刺激を生化学的な反応に変換するメカニズムについては、メカノトランダクションと呼ばれており、今も研究が盛んです。

ずり応力の感知については、細胞膜上の受容体や細胞表面の糖鎖（グリコカリクス）、細胞間の接着（カドヘリンなど）、細胞と基底膜上の接着（接着斑など）、さらに細胞骨格（アクチンフィラメント）が関与している、と考えられます。

それらのうちのどれが支配的に機能しているのかは、まだ研究されている状況です。

力学刺激を生化学反応に変換した後の細胞内のシグナル伝達については、私は専門外ですが、力学刺激の異常が核因子カッパBのようなたんぱく質の活性を促し、炎症性の反応に繫がった結果として、細胞間の接着が弱くなり、透過性の亢進を招いて、血管内のマクロファージや脂質等の流出が生じやすくなるのだ、と推察します」

私は成程、これはやはりなかなか難しい問題なのだ、と思った。それで、現在、世界中で盛んに研究されている。生物学と物理学を結び付ける学問分野として、生物物理学があるが、メカノトランダクションはその一分野なのだろう。今後の成果に期待するしかない。

参考文献

【第一章　高血糖への挑戦　パートI】

江部康二：糖尿病、久山町の悲劇と糖質制限法　糖質制限は人類本来の食事、人類の健康食。J. Lipid Nutr. 26：四七～五七、二〇一七
清原裕：危険因子としての糖尿病。分子脳血管病六：一九～二四、二〇〇七
立花久大：糖尿病と脳卒中。脳卒中三六：一〇五～一一二、二〇一四

【第二章　糖尿病の合併症としての癌、心疾患、脳血管疾患、認知症】

中村二郎他七名：―糖尿病の死因に関する委員会報告―アンケート調査による日本人糖尿病の死因―二〇〇一～二〇一〇年の一〇年間、四五、七〇八名での検討―。糖尿病五九：六六七～六八四、二〇一六
田中武兵、福井道明：糖尿病合併症。京府医大誌一二六：六六七～六七五、二〇一七
糖尿病と癌に関する委員会（春日雅人他一四名）：糖尿病と癌に関する委員会報告。糖尿病五六：三七四～三九〇、二〇一三
西村理明：糖尿病と冠動脈疾患の疫学。月刊糖尿病二：一〇～一一、二〇一〇
曽根博仁：ＪＤＣＳにみる糖尿病の合併症。SEASONAL Post 2：一～三、二〇一〇
曽根博仁、赤沼安夫、山田信博、ＪＤＣＳグループ：日本人糖尿病患者における動脈硬化性疾患の現状：ＪＤＣＳより。糖尿病四六：九〇三～九〇六、二〇〇三
清原裕：糖尿病と動脈硬化：疫学からの視点。第

一二八回日本医学会シンポジウム、糖尿病と動脈硬化―〔I〕疫学と病態生理 六～一三、二〇〇四
稲垣暢也：日本人型インスリン分泌不全を考える。日本内科学会雑誌一〇五：三九六～四〇一、二〇一六
笠井高士：認知症と糖尿病。京府医大誌一二六：六九七～七〇五、二〇一七
小原知之、清原裕、神庭重信：地域高齢住民における認知症の疫学：久山町研究。九州神経精神医学六〇：八三～九一、二〇一四
小原知之、清原裕、二宮利治：久山町研究からみた認知症の予防。第二九回老年期認知症研究会八〇～八三、二〇一五
徳田隆彦：アルツハイマー病の病態発現仮説：そのParadigm Shift。京府医大誌一二五：七九七～八〇四、二〇一六
羽生春夫：糖尿病性認知症。第三〇回老年期認知症研究会五四～五六、二〇一六

【第三章　高血糖への挑戦　パートⅡ】

亀井康富、小川佳宏：骨格筋からみた糖尿病の病態と治療。月刊糖尿病七：二～七、二〇一五

【第四章　基礎事項の解説】

細胞の構造（東京医科歯科大）
小川渉：肝におけるインスリン作用。糖尿病五二：三二一～三二三、二〇〇九

【第五章　インスリン抵抗性とは】

島野仁：病態基盤としてのインスリン抵抗性。脈管学四六：四二九～四三三、二〇〇六
小川渉：インスリン抵抗性の分子機構。糖尿病四四：三〇三～三〇五、二〇〇一
門脇孝：脂肪細胞によるインスリン抵抗性の分子機構。第一二四回日本医学界シンポジウム、肥

満の科学―〔Ⅲ〕脂肪細胞のバイオロジー PP一一〇～一二一

卯木智、前川聡：糖毒性・脂肪毒性とインスリン抵抗性。糖尿病四九：八五三～八五五、二〇〇六

島野仁：脂肪酸の質の違いがもたらすインスリン抵抗性への影響―長鎖脂肪酸伸長酵素Ｅｌｏｖ－６の解析から―。生化学八〇：七六二～七六七、二〇〇八

都島健介：代謝ストレス応答　心筋の糖毒性と脂肪毒性。心臓四七：一三八三～一三八八、二〇一五

金藤秀明：膵β細胞機能不全のメカニズム　３。ブドウ糖毒性の分子機構。糖尿病五九：三二九～三三一、二〇一六

金本聡自、今泉和則：小胞体ストレスと疾患。生化学九〇：五一～五九、二〇一八

森本景之、馬場良子：細胞性ストレスとｅｌＦ－２αキナーゼ。産業医科大学雑誌三四：三三一～三三八、二〇一二

高原照直、前田達哉：ストレス刺激に応答したＴＯＲ複合体（ＴＯＲＣ１）の活性制御機構。生化学八五：二〇五～二一三、二〇一三

小塚智沙代、屋比久浩市、益崎裕章：酸化ストレスとメタボリックシンドローム。HORMONE FRONTIER IN GYNECOLOGY 19：一二五～一三〇、二〇一二

伊藤健：Ｎｒｆ２酸化ストレス応答系による病態制御。生化学八一：四四七～四五五、二〇〇九

関根悠介、一條秀憲：ＡＳＫファミリーによるストレスシグナル制御と疾患。生化学八五：一六七～一七三、二〇一三

Joseph A. Vita：糖尿病における内皮細胞のミトコンドリア機能障害。心臓四二：五六四～五七二、二〇一〇

関根史織：ミトコンドリアにおけるタンパク質分

解とストレス応答。日薬理誌一四九：二六四〜二六八、二〇一七
西川武志、荒木栄一：ミトコンドリアにおける加齢変化と糖代謝。糖尿病五一：二九五〜二九七、二〇〇八

【第六章　動脈硬化発症のメカニズムと糖尿病】

祖父江憲治：動脈硬化発症の分子機構。Sysmex Journal Web 2：一〜一〇、二〇〇一
宮崎章、堺政和、袴田秀樹、堀内正公：酸化LDLによるマクロファージ増殖機構の解析―特にリゾリン脂質の役割について。動脈硬化二三：三四五〜三五〇、一九九六
佐田政隆：粥状動脈硬化。臨床循環器四：四五―五三、二〇一四
大須賀淳一：マクロファージ泡沫化を制御する細胞内コレステロール代謝。糖尿病五三：二三四〜二三六、二〇一〇
森聖二郎、齋藤康：血管平滑筋細胞の遊走・増殖のメカニズムとプラークの安定化。動脈硬化二七：一一七〜一二二、二〇〇〇
米満吉和、中野敏昭、馬場博充、住吉真治、中島豊、居石克夫：動脈硬化の発生・進展機序―「炎症・修復説」の観点から。脈管学四五：四一五〜四二一、二〇〇五
佐田政隆：プラーク破綻の分子機構。心臓四二：五五二〜五五七、二〇一〇
居石克夫：動脈硬化と血管新生：血管新生の多面性。心臓四一：二二五〜二三一、二〇〇九
飯島勝矢：加齢による動脈硬化の分子機序。日老医誌四九：三〇七〜三一〇、二〇一二
増田道隆、藤原敬己：血管内皮細胞は血流の流れにどのように応答するか。化学と生物三二：三八六〜三九〇、一九九四
谷下一夫：動脈硬化に関するマイクロナノバイオメカニクス。脈管学四六：七三五〜七四〇、二

〇〇六
三俣昌子：血流に反応する血管内皮細胞。脈管学四三：七三三〜七四三、二〇〇三
Russell Ross, John Glomset,Laurence Harker：Response to Injury and Atherogenesis. Am J Pathol 86：675-684, 1977
Russell Ross：Atherosclerosis—An Inflammatory Disease.N Engl J Med 340：115-126,1999
Kyung-Sun Hoe、Keigi Fujiwara、Jun-ichi Abe：Shear Stress and Atherosclerosis. Mol Cells 37：435-440, 2014
西尾善彦、柏木厚典：糖尿病に合併する血管病変の特徴と発症機序。脈管学五〇：五三三〜五三八、二〇一〇
鳥本桂一、岡田洋右、田中良哉：二型糖尿病と血管内皮機能障害。産業医科大学雑誌四〇：六五〜七五、二〇一八

【結語】
Yoshito Goto：Epidemiological Problems in Diabetes Mellitus. Tohoku J exp Med 141：Suppl 1-19, 1983
厚生労働省：国民健康・栄養調査。
厚生労働省：日本人の食事摂取基準（二〇二〇年版）（概要）。「日本人の食事摂取基準」策定検討会報告書
Shizuka Sasazuki et al。：Body Mass Index and Mortality From All Causes and Major Causes in Japanese：Results of a Pooled Analysis of 7 Large-Scale Cohort Studies. J Epidemiol 21：417-430, 2011
夏井睦：炭水化物が人類を滅ぼす。光文社新書二〇一三年
竹内正義：生活習慣病の発症・進展におけるToxic AGEs（TAGE）-RAGE系の関与：—新た

な治療戦略—。金医大誌三七：一四一〜一六一、二〇一二
竹内正義：Toxic advanced glycation end-products: TAGEの多様な疾患への関与。日薬理誌一三九：一九三〜一九七、二〇一二
山岸昌一：AGEs・RAGEと血管病変。脈管学五〇：五五五〜五五八、二〇一〇
Masayoshi Takeuchi: Serum Levels of Toxic AGEs (TAGE) May Be a Promising Novel Biomarker for the Onset/Progression of Lifestyle-Related Diseases. Diagnostics 6:23-44,2016
Akiko Sakasai-Sakai, Takanobu Takata, Jun-ichi Takino and Masayoshi Takeuchi: The Relevance of Toxic AGEs (TAGE) Cytotoxicity to NASH Pathogenesis: A Mini- Review. Nutrients 11: 462-469, 2019

【解説】

Stephen Marshall, Vincent Bacote, Roger R Traxinger: Discovery of a metabolic pathway mediating glucose-induced desensitization of the glucose transport systems. Role of hexosamine biosynthesis in the induction of insulin resistance. J Biol Chem 266:4706-4712,1991
石原寿光：膵β細胞のストレス応答・生存とmRNA翻訳制御。生化学八一：四七四-四八五、二〇〇九
Katsu Tan et al.: Mitochondrial SSBP1 protects cells from proteotoxic stresses by potentiating stress-induced HSF1 transcriptional activity. Nat Commun 6:6580,2015
Kevin Jon Williams, Ira Tanab: The Response-to-Retention Hypothesis of Early Atherogenesis.

Arterioscler Thromb Vasc Biol 15:551-561,1995

[著者略歴]

長山淳哉（ながやま　じゅんや）

1947年、高知県西端部の漁村で誕生。1978年、九州大学大学院医学研究科博士課程（社会医学専攻公衆衛生学講座）終了。医学博士。専門は公衆衛生学・予防医学。

博士課程1年の時、1968年に福岡・長崎を中心として発生したカネミ油症中毒事件の原因物質ポリ塩化ダイベンゾフラン（PCDF）を発見。大学院修了後、二年間の米国立環境保健研究所博士研究員を経て、1980年から2012年まで九州大学医学部や大学院医学研究院で公衆衛生学を担当。九州大学在職中はダイオキシン研究の第一人者として、PCDF などダイオキシン類の母乳汚染と乳児への影響を中心に国際的研究を推進。2010年、胎児性カネミ油症患者の保存臍帯に高濃度のPCDFを発見し、胎児性カネミ油症の原因物質がPCDFである事実を立証。九州大学を定年退職後は三年間の福岡工業大学環境研究所客員研究員の時期も含めて、後世に残す著作の執筆に専念。

主要著書に、しのびよるダイオキシン汚染（ブルーバックス、講談社、1994年7月）、母体汚染と胎児・乳児（ニュートンプレス選書、ニュートンプレス、1998年10月）、胎児からの警告（小学館、1999年10月）、コーラベイビー（西日本新聞社、2005年5月。事実に基づくフィクション）、ダイオキシンは怖くないという嘘（緑風出版、2007年10月）、放射線規制値のウソ（緑風出版、2011年10月）、胎児と乳児の内部被ばく（緑風出版、2013年7月）、薬害エイズ事件の真相（緑風出版、2017年9月。高知出版学術賞受賞）などがある。

高血糖《こうけっとう》は万病《まんびょう》の元《もと》

2021年9月10日　初版第1刷発行　　　　定価1800円＋税

著　者　長山淳哉 ©
発行者　高須次郎
発行所　緑風出版
〒113-0033　東京都文京区本郷2-17-5　ツイン壱岐坂
〔電話〕03-3812-9420　〔FAX〕03-3812-7262　〔郵便振替〕00100-9-30776
［E-mail］info@ryokufu.com
［URL］http://www.ryokufu.com/

装　幀　斎藤あかね
制　作　R 企 画　　　　　印　刷　中央精版印刷・巣鴨美術印刷
製　本　中央精版印刷　　　用　紙　中央精版印刷・巣鴨美術印刷　E1200

Printed in Japan　　　ISBN978-4-8461-2115-0　C0047